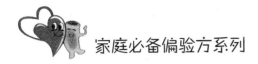

家庭必备偏验方系列

肝病偏验方

主编 梁庆伟 石 磊

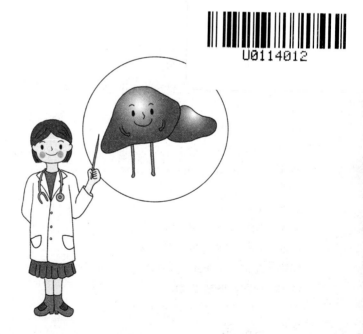

中国医药科技出版社

内 容 提 要

本书是《家庭必备偏验方》丛书之一，精选了包括中药内服偏验方、食疗偏方在内的百余种实用的肝病治疗中医偏验方。内容全面系统，文字通俗易懂，方法科学实用，适合肝病患者及家属阅读，也可供临床医务人员参考。

图书在版编目（CIP）数据

肝病偏验方 / 梁庆伟，石磊主编 . — 北京：中国医药科技出版社，2017.5

（家庭必备偏验方系列）

ISBN 978-7-5067-9150-2

Ⅰ . ①肝… Ⅱ . ①梁… ②石… Ⅲ . ①肝疾病—土方—汇编 ②肝疾病—验方—汇编 Ⅳ . ① R289.51

中国版本图书馆 CIP 数据核字（2017）第 052359 号

美术编辑　陈君杞

版式设计　也　在

出版　中国医药科技出版社

地址　北京市海淀区文慧园北路甲 22 号

邮编　100082

电话　发行：010 - 62227427　邮购：010 - 62236938

网址　www.cmstp.com

规格　880 × 1230mm $^1/_{32}$

印张　5

字数　101 千字

版次　2017 年 5 月第 1 版

印次　2017 年 5 月第 1 次印刷

印刷　北京九天众诚印刷有限公司

经销　全国各地新华书店

书号　ISBN 978-7-5067-9150-2

定价　**25.00 元**

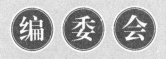

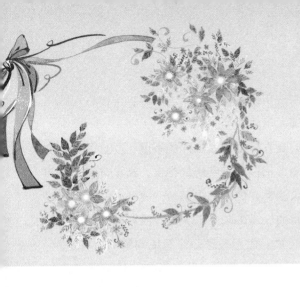

前　言

　　古人有"千方易得，一效难求"的说法。《内经》有"言病不可治者，未得其术也"。"有是病，必有是药（方）"。对于一些家庭常见疾病，一旦选对了方、用对了药，往往峰回路转，出现奇迹。

　　本丛书包括：呼吸疾病、消化疾病、糖尿病、高血压、心血管疾病、高脂血症、痛风、肝病、肾病、肿瘤、风湿性疾病、男科疾病、妇科疾病、儿科疾病、美容养生、失眠、疼痛、五官科疾病，共计18分册。每册精选古今文献中偏验方几百首，既有中药内服偏验方，又有中药外用偏验方和食疗偏方。每首偏验方适应证明确，针对性强，疗效确切，是家庭求医问药的必备参考书。

　　本套丛书引用、收集了民间流传、医家常用以及一些报刊、书籍所载的偏验方，并以中医药理论为依据，以辨证施治为原则，依托中医证型，进行分门别类，去粗存精，避免了众方杂汇、莫衷一是的弊端，使之更加贴近临床，贴近患者，贴近生活，以期达到读之能懂、学以致用、用之有效的目的。

　　本书收载了大量治疗肝病的有效中药内服偏验方和食疗偏

方，每方包括组成、制法用法和功效主治。其内容丰富，用料采集方便，制作介绍详细，用法明确。

需要提醒的是，偏验方只是辅助治疗的手段，并且因患者病情分型不同，治疗也会大相径庭，若辨证错误，结果可能会适得其反。所以，强烈建议读者在使用书中偏验方时务必在医生指导下使用，并且使用时间的长短由医生来决定。因肝病有些病情较重，用药时会有较猛药物，使用时务必经医生判断后方可试用。由于我们的水平和掌握的资料有限，书中尚存一些不尽善美之处，敬请广大读者批评指正。

编者

2016 年 10 月

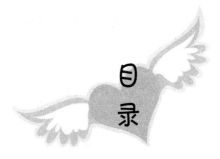

目录

第一章　肝炎　/　1

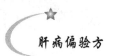

第三章　脂肪肝　/　100

第一章　肝炎

　　肝炎是肝脏炎症的统称。肝炎最常见的原因是病毒，此外还有自身免疫等因素，酗酒也可以导致肝炎。

　　病毒性肝炎，是由多种不同肝炎病毒引起的一组以肝脏害为主的传染病，根据病原学诊断，肝炎病毒至少有 5 种，即甲、乙、丙、丁、戊型肝炎病毒，分别引起甲、乙、丙、丁、戊型病毒性肝炎，即甲型肝炎、乙型肝炎、丙型肝炎、丁型肝炎及戊型肝炎。其中甲型和戊型病毒性肝炎主要表现为急性肝炎；乙型、丙型、丁型病毒性肝炎可以呈急性肝炎或慢性肝炎的表现，并有发展为肝硬化和肝细胞癌的可能。另外一种称为庚型病毒性肝炎，较少见。

　　急性病毒性肝炎，临床上分为无黄疸型肝炎和黄疸型肝炎两种。一旦发现急性病毒性肝炎患者，应进行隔离治疗，防止传播，注意休息、饮食及营养，一般给予支持疗法和对症处理即可。

　　中医认为急性病毒性肝炎，属于"胁痛""黄疸"等范畴。发病多因湿热蕴结于肝胆，胆汁不循常道而泛溢于肌肤；或脾失健运，气机不畅，升降失常所致。中医常采取清热利湿、疏肝和胃等法治疗，每获良效。近代学者在清热利湿、疏肝和胃的基础上，兼用凉血化瘀之剂，其效果更捷。

凡既往有乙型、丙型、丁型肝炎或 HBsAg 携带史或急性肝炎病程超过半年，目前仍有肝炎症状、体征及肝功能异常者，均诊断为慢性病毒性肝炎。

本病一般属中医"胁痛""虚损""癥积"等范畴。其病机多由湿热之邪滞留肝胆脾胃，正气受损，气机不畅，气滞血瘀，从而形成邪盛（湿热、瘀血、疫毒）正虚（肝脾肾亏损，气血亏虚）之候。中医多采取清热解毒、健脾利湿、活血通络、补益肝肾之法治疗。

第一节　中药内服偏验方

一、急性病毒性肝炎

麻黄杏仁茵陈连翘汤

【组成】炙麻黄绒、白蔻衣各 6g，杏仁、连翘、藿香叶、炒苍术、厚朴各 10g，茵陈、赤茯苓、薏苡仁、白茅根、车前草、虎杖各 15g。

【制法用法】水煎服。每日 1 剂。

【功效主治】透表清热，利湿退黄。主治急性肝炎初起恶寒发热者。

疏肝解毒汤

【组成】白芍、丹参各 10g，柴胡、陈皮、青皮、枳壳各 5g，郁金 6g。

【制法用法】水煎服。每日 1 剂。

【功效主治】疏肝调气，活血解郁。主治急性肝炎。

舒肝消积汤

【组成】柴胡、当归、党参、莪术、炒白术、茯苓各 9g，茵陈、丹参、黄芪、女贞子各 20g，板蓝根、五味子各 15g。

【制法用法】水煎服。每日 1 剂。

【功效主治】清解祛邪，补虚扶正。主治急性病毒性肝炎。

蛇龙解毒汤

【组成】白花蛇舌草、岩柏草各 30g，龙胆草 12g，败酱草 40g，鸡骨草 20g，大青叶根、赤芍、焦山楂各 15g，生大黄 4g，炒栀子、甘草各 6g，牡丹皮 10g。

【制法用法】水煎服。每日 1 剂。

【功效主治】清热解毒，利湿退黄。主治急性肝炎而症见身目黄染、发热。

蛇虎退黄汤

【组成】白花蛇舌草 30g，虎杖、怀山药各 20g，秦艽 15g，郁金、麦芽各 10g，甘草 6g，大枣 6 枚。

【制法用法】水煎服。每日 1 剂。

【功效主治】舒肝利胆，健脾祛湿。主治黄疸型肝炎，湿热内蕴熏蒸肝胆型。

王氏清肝汤

【组成】山羊角、水牛角（均先煎）、生地黄、白茅根各 15g，白芍、赤芍、滁菊花、牡丹皮、金银花、连翘各9g。

【制法用法】水煎服。每日1剂。

【功效主治】清热，凉血，解毒。主治急性黄疸型肝炎、慢性迁延性肝炎急性发作。

泽黄英土汤

【组成】泽兰15g，大黄12g，虎杖、土茯苓、板蓝根、蒲公英、茵陈各10g，生甘草5g。

【制法用法】水煎服。每日1剂。

【功效主治】清热解毒。主治急性病毒性肝炎，湿热蕴结型及肝郁胆阻型。

活血解毒汤

【组成】虎杖、白茅根各20g，泽兰、郁金、丹参各15g，桃仁、栀子、贯众各12g，生大黄9g。

【制法用法】水煎服。每日1剂。

【功效主治】活血化瘀，清热退黄。主治急性黄疸型肝炎，湿热瘀阻型。

五虎汤

【组成】五味子15g，虎杖20g，丹参、灵芝草各25g。

【制法用法】水煎服。每日1剂。

【功效主治】祛瘀退黄。主治病毒性肝炎，瘀毒内蕴型。

五草汤

【组成】鲜垂盆草50g，白花蛇舌草、金钱草、丹参、生山楂、生麦芽各 20g，夏枯草 15g，龙胆草、生大黄（后下）、车前子各 10g。

【制法用法】水煎服。每日 1 剂。

【功效主治】疏肝利胆，清热利湿。主治病毒性肝炎，肝胆湿热型。

甲肝方

【组成】茵陈、青蒿、虎杖根各 15g，龙胆草 3g，黄芩、半夏各 9g，金钱草 30g，牡丹皮、茯苓各 12g，炙甘草 6g。

【制法用法】水煎服。每日 1 剂。

【功效主治】清热利湿，祛瘀退黄。主治急性病毒性肝炎，湿浊瘀毒内蕴型。

赤黄汤

【组成】赤芍 60g，大黄、金钱草各 30g，茵陈 15g，厚朴、枳壳各 12g，当归 9g，甘草 6g。

【制法用法】水煎服。每日 1 剂。14 日为 1 个疗程。

【功效主治】清热解毒，活血退黄。主治急性黄疸型肝炎，湿热瘀毒内蕴型。

大柴胡汤

【组成】茵陈、金钱草各 30g，黄芩、半夏各 6g，枳实、白芍各 6g，大黄、柴胡、板蓝根、焦三仙各 10g。

【制法用法】水煎服。每日 1 剂。

【功效主治】疏肝除湿，通腑泄热。主治急性黄疸型肝炎，湿热并重型。

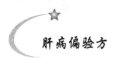

蒲艽虎平汤

【组成】蒲公英、秦艽、平地木各 15g，虎杖 30g，云茯苓 20g，黄芩 12g，焦白术、车前子、板蓝根各 10g，生甘草 6g。

【制法用法】水煎服。每日 1 剂。

【功效主治】清热解毒，利湿退黄。主治急性黄疸型肝炎，湿热并重型。

肝炎效灵方

【组成】茵陈 60g，板蓝根 30g，虎杖 20g，麦芽、茯苓、泽泻各 15g，栀子 12g，三棱 10g，大黄 8g。

【制法用法】水煎服。每日 1 剂。

【功效主治】清热，利湿，退黄。主治急性病毒性肝炎，湿热内蕴型。

茵陈丹牡汤

【组成】茵陈、丹参、牡蛎（先煎）、蒲公英各 30g，秦艽 20g，山楂 15g，柴胡、郁金、栀子各 12g，大黄、甘草各 6g。

【制法用法】水煎服。每日 1 剂。

【功效主治】清热利湿，化瘀散结。主治急性黄疸型肝炎，湿热内蕴及热重于湿型。

茵陈板蓝根汤

【组成】茵陈、板蓝根、草河车、丹参各 30g，栀子、连翘、泽兰叶、白豆蔻、藿香、佩兰、郁金各 10g，黄柏 20g，车前子、白茅根各 15g。

【制法用法】水煎服。每日1剂。

【功效主治】清热解毒，活血利湿。主治急性黄疸型肝炎。

茵陈五虎汤

【组成】茵陈50g，栀子、大黄各15g，五味子10g，虎杖25g。

【制法用法】水煎服。每日1剂。

【功效主治】清热利湿，逐瘀退黄。主治急性黄疸型肝炎，热重于湿型。

茵陈佛手煎

【组成】茵陈蒿、佛手各30g，败酱草15g，郁金、连翘各10g，栀子6g。

【制法用法】水煎服。每日1剂。2周为1个疗程。

【功效主治】清热利湿。主治甲型病毒性肝炎，湿热内蕴热重于湿型。

茵陈蓝栀温胆汤

【组成】茵陈24g，板蓝根、丹参各20g，枳实、竹茹、茯苓各12g，半夏、栀子各9g，陈皮、甘草各6g。

【制法用法】水煎服。每日1剂。

【功效主治】清热利湿，解毒化瘀。主治急性病毒性肝炎湿热中阻型。

茵陈汤加减

【组成】茵陈20g，丹参、赤芍、茯苓、车前子、连翘、板蓝根各 15g，郁金 12g，大黄 10g。

【制法用法】水煎服。每日 1 剂。

【功效主治】清热解毒，利湿活血。主治单纯性戊型病毒性肝炎。

茵陈板蒲汤

【组成】茵陈 30g，板蓝根、蒲公英各 24g，车前子、郁金、半夏、枳壳、大黄、柴胡、栀子各 12g。

【制法用法】水煎服。每日 1 剂。

【功效主治】清热利湿，疏肝利胆。主治甲型肝炎，湿热蕴蒸型及肝胆郁滞型。

茵黄汤

【组成】茵陈 30g，黄毛草、板蓝根各 30g，败酱草、栀子、茯苓各 15g。

【制法用法】水煎服。每日 1 剂，早晚分 2 次温服。

【功效主治】清热，利湿，退黄。主治急性黄疸型肝炎。

茵板合剂

【组成】茵陈蒿 20g，板蓝根 15g。

【制法用法】水煎 2 次服。每日 1 剂。

【功效主治】清热，利湿，退黄。主治急性黄疸型肝炎。

茵陈平胃汤

【组成】茵陈 50g，栀子、黄柏、苍术、茯苓、陈皮、川厚朴、炒麦芽各 15g，生甘草 5g。

【制法用法】水煎服。每日 1 剂。

【功效主治】利湿退黄，健脾和胃。主治急性黄疸型肝炎，湿热熏蒸肝胆、损伤脾胃型。

茵陈二根汤

【组成】茵陈 25g，板蓝根 15g，芦根、苍术、丹参各 10g，栀子、黄芩、虎杖、龙胆草、泽泻各 7.5g，大黄、甘草各 5g。

【制法用法】水煎浓汁 200ml，每次 50ml。每日口服 2 次。

【功效主治】清热利湿，活血化瘀。主治急性戊型肝炎。

茵陈栀芩汤

【组成】茵陈、板蓝根、牡丹皮、丹参、赤芍各 15~20g，生大黄 10~20g，栀子 10~15g，黄芩、车前子、郁金、枳壳各 10g，甘草 3g。

【制法用法】水煎服。每日 1 剂，早晚分 2 次温服。

【功效主治】清泄湿热，凉血活血，清热解毒。主治急性肝炎。

茵板大枣汤

【组成】茵陈蒿，板蓝根：10 岁以下儿童每岁各 3g，10 岁以上儿童各 30g；大枣：10 岁以下者每岁 1 枚，10 岁以上者 10 枚。

【制法用法】水煎服。每日 1 剂，早晚分 2 次温服。

【功效主治】清热，利湿。主治小儿急性病毒性肝炎。

茵陈虎杖汤

【组成】茵陈 25g，败酱草、虎杖、贯众、土茯苓、川郁金、陈皮各 15g，软柴胡 10g，板蓝根、白花蛇舌草、焦三仙（神曲、麦芽、山楂）各 20g。

【制法用法】水煎服。每日 1 剂。

【功效主治】清热，利湿，退黄。主治急性乙型肝炎。

愈肝汤

【组成】板蓝根、白茅根各 30g，薏苡仁 20g，夏枯草、五味子各 15g，当归 12g，柴胡、蒲公英、连翘各 10g，生大黄 9g，生甘草 3g。

【制法用法】水煎服。每日 1 剂。

【功效主治】清热解毒，利湿退黄。主治急性病毒性肝炎，湿热并重型。

消肝饮

【组成】茵陈 20g，栀子、生大黄、牡丹皮、枳实、郁金各 10g，龙胆草、甘草各 6g，败酱草、金银花各 15g。

【制法用法】水煎服。每日 1 剂。

【功效主治】清热利湿，解毒化瘀。主治急性黄疸性肝炎，湿热蕴结型。

解毒化瘀健脾汤

【组成】茵陈 30g，虎杖、贯众、板蓝根、半枝莲、丹参、鸡内金各 20g，柴胡、枳壳各 10g。

【制法用法】水煎服。每日 1 剂。

【功效主治】解毒，化瘀，健脾。主治急性乙型肝炎。

解毒化瘀保肝方

【组成】蒲公英、白花蛇舌草各20g，板蓝根、丹参各15g，栀子、茜草、郁金各10g，红花5g。

【制法用法】水煎服。每日1剂。

【功效主治】清热解毒，活血化瘀。主治急性黄疸型肝炎、急性无黄疸型肝炎瘀毒蕴结型。

重型消黄汤

【组成】茵陈30g，生石膏、鲜白茅根各10g，炒知母、炒黄柏、藿香、佩兰、杏仁、六一散各3g，赤芍、龙胆草、牡丹皮、泽兰各5g。

【制法用法】水煎服。每日1剂。

【功效主治】清热利湿，活血解毒，芳香透表。主治急性肝炎，湿热弥漫三焦，热重于湿。

清肝饮

【组成】茵陈、败酱草、金银花各30g，牡丹皮、栀子、大黄、枳实、郁金、龙胆草各9g，甘草3g。

【制法用法】水煎服。每日1剂。

【功效主治】清热利湿，行气活血。主治急性黄疸型肝炎。

降酶汤

【组成】茵陈、蒲公英、金银花、板蓝根、田基黄、丹参各15g，紫草20g。

【制法用法】水煎服。每日1剂。15日为1个疗程（忌酒、油腻）。

【功效主治】清热解毒，活血化瘀。主治急性黄疸型肝炎，湿热蕴伏、熏蒸肝胆型。

三根汤

【组成】六月雪根60g，白茅根、山楂根各30g（以上三药鲜品加倍）。

【制法用法】水煎服。每日1剂。10剂为1个疗程。

【功效主治】利湿退黄。主治急性黄疸型肝炎。

单味大黄方

【组成】生大黄50g。

【制法用法】水煎成200ml。1次服下，连服6日停药。

【功效主治】泻热退黄。主治急性黄疸型肝炎。

银菊茵陈蒿汤

【组成】金银花、菊花、茵陈蒿、滑石各30g，连翘20g，栀子、大黄、柴胡、龙胆草、竹叶、生甘草各10g，金钱草50g。

【制法用法】水煎服。每日1剂。

【功效主治】清热，利湿，退黄。主治急性黄疸型肝炎，湿热并重型。

蒿黛汤

【组成】青蒿、茵陈、泽泻、神曲各15g，青黛、五味子、生栀子仁、连翘各10g。

【制法用法】水煎服。每日1剂，10日为1个疗程。

【功效主治】清热利湿，解毒退黄。主治急性黄疸型肝炎，湿热邪毒内蕴型。

柴胡汤

【组成】柴胡、黄芩各10g，茵陈蒿、土茯苓、凤尾草各12g，草河车6g。

【制法用法】水煎服。每日1剂。

【功效主治】疏肝，清热，利湿。主治急性肝炎或慢性肝炎活动期。

柴胡三石汤

【组成】柴胡、黄芩、竹叶各10g，茵陈蒿、土茯苓、凤尾草、滑石各12g，草河车、寒水石、生石膏、金银花各6g。

【制法用法】水煎服。每日1剂。

【功效主治】清热，利湿，解毒。主治急、慢性肝炎证属湿毒凝结不开者。

柴胡茵陈汤

【组成】柴胡12g，茵陈、栀子各20g，黄芩、木香、白茅根各16g，焦三仙各10g。

【制法用法】水煎服。每日1剂。

【功效主治】清热疏肝，利胆退黄。主治小儿急性病毒性肝炎湿热黄疸型。

阳黄汤

【组成】茵陈30g，丹参、板蓝根各15g，郁金、连翘、焦三仙（山楂、神曲、麦芽）各10g。

【制法用法】水煎服。每日1剂。

【功效主治】利湿活血，清热和中。主治急性黄疸型肝炎。

阳黄茜草汤

【组成】茵陈20g，鸡内金、栀子、茜草各5g，白茅根、枳壳各10g，金银花、茯苓各15g。

【制法用法】水煎服。水煎2次，取汁300ml，分服，每日1剂。

【功效主治】利湿退黄，理气化瘀。主治急性黄疸型肝炎。

退黄三草汤

【组成】鲜车前草10株，酸浆草、茵陈蒿、白花蛇舌草、大青叶、郁金、板蓝根各20g，天青地白草30g。

【制法用法】水煎服。每日1剂。

【功效主治】清热解毒，退黄除湿。主治急性黄疸型肝炎，慢性迁延性肝炎急性发作。

广苓汤

【组成】金钱草15g，茵陈、广郁金、柴胡、败酱草、丹参、板蓝根、薏苡仁、茯苓各10g。

【制法用法】水煎服。每日1剂。15剂为1个疗程。

【功效主治】清热利湿，舒肝利胆。主治急性黄疸型肝炎湿热并重型。

化瘀汤

【组成】茵陈、生山楂、生薏苡仁各30g，大黄、栀子、片姜黄、半夏、川厚朴各 9g，赤芍、郁金、虎杖、车前子各 15g。

【制法用法】水煎服。每日 1 剂。

【功效主治】清热化湿，疏肝利胆，活血化瘀。主治急性病毒性肝炎（黄疸型）。

龙虎汤

【组成】龙胆草、神曲各 30g，虎杖 15g，柴胡、香附、郁金、丹参各 10g。

【制法用法】水煎服。每日 1 剂。

【功效主治】舒肝化瘀，清热利湿。主治黄疸型肝炎，肝胆湿热型。

败酱茵陈汤

【组成】茵陈、炒麦芽、败酱草各 30g，板蓝根 20g，焦白术 12g，猪苓、茯苓、丹参、车前子各 15g，泽泻 10g，大黄 5g。

【制法用法】水煎服。每日 1 剂。

【功效主治】清热解毒，活血利湿。主治急性肝炎，湿热蕴结型。

利肝汤

【组成】满天星、田基黄、板蓝根、栀子根、蒲公英、郁金、茵陈各 15g，生大黄、车前草各 7.5g，柴胡 6g，赤芍、法半夏各 5g。

【制法用法】水煎服。每日 1 剂。7 日为 1 个疗程。

【功效主治】清热解毒，祛瘀通络。主治急性黄疸型肝炎。

活血解毒汤

【组成】虎杖、白茅根各20g，泽兰、郁金、丹参、桃仁各15g，栀子、贯众各12g，生大黄9g。

【制法用法】水煎服。每日1剂。

【功效主治】活血化瘀，解毒退热。主治急性黄疸型肝炎。

木瓜冲剂

【组成】木瓜5g。

【制法用法】加蔗糖制成粉末颗粒冲服。每日1剂。

【功效主治】平肝和胃。主治急性黄疸型肝炎。

红木香汤

【组成】红木香18g。

【制法用法】研细末，分3~4次口服。

【功效主治】行气调中。主治急性病毒性肝炎。

鸭跖草方

【组成】鸭跖草全草30~60g。

【制法用法】水煎服。每日1剂，分2次服，20日为1个疗程。

【功效主治】清热解毒。主治急性黄疸型肝炎。

清肝和胃方

【组成】龙胆草、连翘、柴胡、广郁金各9g，金钱草、茯苓、茵陈各30g，焦楂曲15g，莱菔子6g，薄荷3g。

【制法用法】水煎服。每日1剂。

【功效主治】清热解毒，疏肝和胃。主治急性黄疸型肝炎。

清热利湿疏肝汤

【组成】茵陈、丹参各30g，郁金、黄柏、白豆蔻、栀子、连翘、白芍、板蓝根、草河车、厚朴花、生白术、柴胡各9g。

【制法用法】水煎服。每日1剂。

【功效主治】疏肝健脾，化瘀利湿。主治急性黄疸型肝炎。

虎平利肝汤

【组成】虎杖、平地木、生白术各30g，车前子12g。

【制法用法】水煎服。每日1剂。服30剂为1个疗程。

【功效主治】扶肝培土。主治病毒性肝炎之急性黄疸型。

虎杖煎

【组成】虎杖、茵陈蒿、板蓝根、蒲公英各30g，广陈皮10g。

【制法用法】水煎服。每日1剂，早晚分2次温服。30日为1个疗程。

【功效主治】清热解毒，利湿退黄。主治急性病毒性肝炎的效方。

虎蛇汤

【组成】虎杖、白花蛇舌草、生大黄、山楂、太子参、炙黄芪10g。

【制法用法】水煎服。每日1剂，早晚分服。30剂为1个疗程。

【功效主治】清热利湿，益气活血。主治急性乙型肝炎。

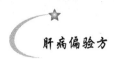

黄芪复肝汤

【组成】生黄芪40g，茵陈30g，生麦芽20g，茯苓、败酱草各15g，当归12g，五味子（研末冲服）、陈皮、蒲公英、栀子各10g。

【制法用法】水煎服。每日1剂。

【功效主治】清热利湿，复肝退黄。主治急性黄疸型肝炎，湿热蕴蒸、肝脾不和型。

健脾舒肝汤

【组成】党参、山药、炒薏苡仁、陈皮、白芍各12g，当归、柴胡、郁金各10g，草豆蔻6g。

【制法用法】水煎服。每日1剂。

【功效主治】疏肝理气，健脾开胃。主治急性肝炎恢复期。

健脾补肾复肝汤

【组成】茵陈30g，丹参、板蓝根、续断、龟板各15g，郁金、草河车、白芍、女贞子、玉竹、连翘、白豆蔻各10g。

【制法用法】水煎服。每日1剂。

【功效主治】清热化瘀，健脾补肾。主治急性无黄疸型肝炎。

草河车汤

【组成】草河车30g，青皮12g，苏木6g。如肝硬化早期者，加山楂30g；腹水明显者，加郁金15g、槟榔30g。

【制法用法】水煎服，每日1剂。

【功效主治】疏肝止痛。主治急性肝炎、慢性肝炎活动期。

加味补中益气汤

【组成】茵陈 30g，生黄芪、生白术、陈皮、当归、苍术、生栀子、猪苓、茯苓、滑石各 10g，党参、柴胡、黄连各 6g，升麻、生甘草各 3g。

【制法用法】水煎服。每日 1 剂。

【功效主治】健脾，利湿，退黄。主治病毒性肝炎，脾虚湿困型。

附子虎杖汤

【组成】茵陈 35g，赤芍、虎杖各 15g，附子、白术、干姜、藿香各 9g，栀子、山楂、建曲各 10g，薏苡仁、滑石各 3g。

【制法用法】水煎服。每日 1 剂。

【功效主治】温中化湿，健脾和胃。主治急性黄疸型肝炎。

滋补肝肾复肝汤

【组成】丹参、楮实子各 30g，板蓝根 15g，山茱萸 12g，女贞子、菟丝子、玉竹、胡黄连、连翘、郁金各 10g，生地黄、牡丹皮各 9g。

【制法用法】水煎服。每日 1 剂。

【功效主治】活血化瘀，滋补肝肾。主治急性无黄疸型肝炎。

保肝汤

【组成】茵陈蒿 46g，连翘 18g，蒲公英、葛根、苍术、川厚朴、郁金、丹参各 15g，白芍、板蓝根各 12g，柴胡、当归、白术、茯苓各 10g，升麻、甘草各 6g。

【制法用法】水煎服。每日1剂，早晚分2次温服。

【功效主治】清热解毒，活血利湿。主治急性病毒性肝炎。

愈肝汤加减

【组成】板蓝根、白茅根各30g，薏苡仁20g，夏枯草、五味子各15g，当归12g，柴胡、蒲公英、连翘各10g，生大黄9g，生甘草3g。

【制法用法】水煎服。每日1剂，分早、中、晚3次服完，7日为1个疗程。

【功效主治】清热利湿，疏肝凉血。主治急性病毒性肝炎。

降酶丸

【组成】五味子、水牛角粉各50g，麦芽、大枣各25g。

【制法用法】研末，炼蜜为丸，每丸15g。每日2次，每次1丸，15日为1个疗程。

【功效主治】健脾和中，解毒凉血。主治病毒性肝炎丙氨酸氨基转移酶升高者。

松栀汤

【组成】田基黄30g，大黄、栀子各20g，松茯苓皮、黄芩各15g，柴胡、白芍、丹参各10g，田三七、黄连各6g。

【制法用法】水煎服。每日1剂。

【功效主治】清热解毒，化湿活血。主治急性病毒性甲型肝炎。

转阴系列方 1 号

【组成】茵陈、田基黄、茯苓各 15g，山豆根、夏枯草、佛手、枳壳、黄芩、山楂各 10g。

【制法用法】水煎服。每日 1 剂。

【功效主治】清热利湿，疏肝和胃。主治乙型肝炎湿热中阻型。

转阴系列方 2 号

【组成】黄芪 30g，党参 20g，青皮、郁金、茵陈各 15g，白术、白扁豆、薏苡仁、白莲子、怀山药各 10g，山豆根 9g。

【制法用法】水煎服。每日 1 剂。

【功效主治】疏肝理气，健脾解郁。主治急性乙型肝炎，肝郁脾虚型。

抗澳汤

【组成】黄芪 20g，板蓝根、白花蛇舌草、丹参各 15g，赤芍、白芍各 12g，党参、炒白术、厚朴、焦三仙（炒麦芽、山楂、神曲）各 10g。

【制法用法】水煎服。每日 1 剂。

【功效主治】疏肝清热，养血健脾。主治急性乙型肝炎。

蝉蜕木贼散

【组成】蝉蜕、僵蚕、木贼、扁豆花 10g。

【制法用法】上药为末，每次 5g，每日 3 次，开水冲服。

【功效主治】清热疏风，健脾和胃。主治急性乙型肝炎，肝郁脾虚、瘀毒未尽型。

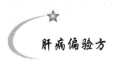

枝莲柴胡汤

【组成】半枝莲、板蓝根、金银花各 24g，软柴胡、甘草各 6g，枳壳、赤芍各 10g，茵陈、马蹄金各 16g。

【制法用法】水煎服。每日 1 剂。

【功效主治】健脾益气，祛湿解毒。主治急性乙型肝炎。

强肝解毒汤

【组成】黄芪、白花蛇舌草、蒲公英、薏苡仁、丹参各 30g，太子参、茯苓、赤芍、苦参、虎杖、蚤休各 15g，当归 10g。

【制法用法】水煎服。每日 1 剂。30 剂为 1 个疗程。

【功效主治】调肝和脾，化瘀解毒。主治急性丙型肝炎。

三金清肝汤

【组成】金钱草、金荞麦各 30g，郁金 12g。

【制法用法】水煎服。每日 1 剂。连服 3 个月。

【功效主治】清热化湿，疏肝利胆。主治热重于湿型急性肝炎。

二、慢性病毒性肝炎

芪军七消饮

【组成】黄芪、女贞子、白花蛇舌草、猪苓各 10g，生大黄、龙胆草各 3g，虎杖 5g，淫羊藿、菟丝子、鹿衔草、鸡骨草各 6g，生麦芽 12g。

【制法用法】水煎服。每日 1 剂。

【功效主治】解毒祛瘀，补益肝肾。主治乙肝病毒携带，余毒未尽、肝肾两亏型。

乙肝康煮散

【组成】仙鹤草、白花蛇舌草、半枝莲、黄芪各 30g，白头翁、薏苡仁、丹参各 20g，贯众、大黄、桃仁、枸杞子各 10g，淫羊藿 5g。

【制法用法】共研细末，取药粉 50g，用水 200ml 煎沸 5 分钟服用。每日 2 次，20 日为 1 个疗程。

【功效主治】活血解毒，补益肝肾。主治无症状乙肝病毒携带型。

丹附茵郁二草汤

【组成】丹参、金钱草、白花蛇舌草、茵陈蒿、太子参各 15g，附片 7g，郁金 9g，云茯苓 12g。

【制法用法】水煎服。每日 1 剂。30 剂为 1 个疗程。

【功效主治】活血调肝，温肾健脾。主治慢性黄疸型肝炎。

齐氏清肝汤

【组成】黄芪 25g，柴胡、丹参、白花蛇舌草各 12g，人参、半夏、黄芩、虎杖各 9g。

【制法用法】水煎服。每日 1 剂。30 剂为 1 个疗程。

【功效主治】扶正养阴，清热利湿。主治慢性乙型肝炎。

二根活血汤

【组成】岗稔根、板蓝根、蒲公英各 30g，当归、三棱、焦白术、炒赤芍各 15g，制香附 12g，广陈皮 9g。

【制法用法】水煎服。每日1剂，早晚分服。

【功效主治】清热利湿，活血祛瘀。主治慢性迁延性病毒性肝炎。

抗乙肝方

【组成】生黄芪、白花蛇舌草、连翘各30g，女贞子20g，焦三仙、炒莱菔子、夏枯草、蒲公英、当归、黄芩、白术、柴胡各15g，甘草6g。

【制法用法】水煎服。每日1剂。30剂为1个疗程。同时服维生素C及复合维生素B。

【功效主治】益气健脾，养血疏肝。主治慢性乙型肝炎。

慢肝饮

【组成】黄芪、茯苓、鸡内金、五爪龙、败酱草各20g，牡丹皮、丹参、鬼箭羽各12g，金银花、鸡骨草各15g，柴胡、郁金各10g，甘草8g。

【制法用法】水煎服。每日1剂。30剂为1个疗程。

【功效主治】健脾行气，养血祛瘀。主治慢性乙型肝炎。

慢肝复合方

【组成】焦三仙、车前子、丹参、薏苡仁、金银花、黑玄参、云茯苓各15g，党参、炒白术、枸杞子、当归、黄芩各7.5g，炙黄芪、黄精各10g，鸡内金6g，甘草5g。

【制法用法】水煎服。每日1剂。30剂为1个疗程。

【功效主治】益气活血，清热利湿。主治慢性乙型肝炎。

慢肝汤

【组成】板蓝根、丹参各 30g，金银花、虎杖、金钱草、党参、当归、木香各 15g，牡丹皮、茯苓、白芍各 20g，白术、焦三仙各 10g，甘草 3g。

【制法用法】水煎服。每日 1 剂。

【功效主治】健脾补肾，清热活血。主治慢性肝炎，湿热余毒未尽、脾虚肾亏型。

慢肝系列方 3 号

【组成】沙参、白芍、山药、生地黄、枸杞子、虎杖各 15g，当归、女贞子、墨旱莲、茯苓各 10g，胡黄连 6g。

【制法用法】水煎服。每日 1 剂。30 日为 1 个疗程。

【功效主治】滋补肝肾，养阴柔肝。主治慢性肝炎，肝肾阴虚型。

肝脾汤

【组成】黄芪 50g，板蓝根 30g，白术、茯苓、郁金、柴胡各 15g，白扁豆 10g。

【制法用法】水煎服。每日 1 剂。30 剂为 1 个疗程。

【功效主治】益气和中，疏肝理脾。主治慢性乙型肝炎。

柴胡解毒汤

【组成】茵陈 18g，草河车、凤尾草、土茯苓各 15g，柴胡、黄芩、半夏、生姜各 10g。

【制法用法】水煎服。每日 1 剂。

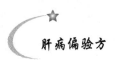

【功效主治】清热解毒，疏肝利胆。主治慢性肝炎。

柴芪四物汤

【组成】板蓝根、败酱草各 30g，黄芪 12g，柴胡、丹参各 10g，甘草 6g。

【制法用法】水煎服。每日 1 剂。30 剂为 1 个疗程。

【功效主治】益气养血，解毒化瘀。主治慢性乙型肝炎。

涵木清解汤

【组成】黄精、薏苡仁各 30g，蒲公英、白花蛇舌草各 20g，黄芩、贯众、板蓝根、虎杖、枸杞子各 15g，山豆根 10g，五味子 8g，甘草 5g。

【制法用法】水煎服。每日 1 剂。60 日为 1 个疗程。

【功效主治】解毒祛邪，滋阴柔肝。主治慢性乙型肝炎。

肝炎汤

【组成】怀山药、黄精、党参、黄芪、三棱、莪术各 9g，黄芩 30g，鸡内金、女贞子各 12g。

【制法用法】水煎服。每日 1 剂。

【功效主治】益气养血，活血解毒。主治慢性肝炎之妇女气血两虚型、瘀血内阻型。

肝复康胶囊

【组成】党参、丹参、柴胡、鳖甲、山楂各 300g，黄芪、茯苓、虎杖、炒白芍各 200g，五味子、板蓝根、甘草各 100g。

【制法用法】共研成细末，装入胶囊，每粒 0.3g。每次服 10

粒，1日3次，1个月为1个疗程，要连服6个月。

【功效主治】益气养血，柔肝健脾，解毒化瘀。主治慢性乙型肝炎。

温肾解毒汤

【组成】巴戟天、淫羊藿、虎杖各15g，菟丝子、桑寄生、丹参各30g，黄芩10g，陈皮6g。

【制法用法】水煎服。每日1剂。

【功效主治】温肾解毒。主治慢性迁延性乙型肝炎。

燮枢汤

【组成】柴胡、黄芩、炒川楝子、刺蒺藜、泽泻、红花、片姜黄、刘寄奴各9g，法半夏、焦三仙、炒莱菔子各10g，皂角刺3g。

【制法用法】水煎服。每日1剂。

【功效主治】疏肝健脾，涤浊化瘀。主治慢性病毒性肝炎。

清肝解毒汤

【组成】沙参、水牛角（先煎）、白花蛇舌草各20g，大青叶、栀子、半枝莲、生地黄、麦冬各15g，金银花12g，牡丹皮10g。

【制法用法】水煎服。每日1剂。

【功效主治】滋阴柔肝，清热解毒。主治慢性病毒性肝炎之属阴虚证者。

赤白桃虎汤

【组成】水牛角（先煎）50g，薏苡仁、丹参、虎杖、赤芍各20g，白花蛇舌草30g，桃仁、茯苓各15g，柴胡12g，大黄8g，

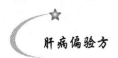

生甘草 6g。

【制法用法】水煎服。每日 1 剂。30 剂为 1 个疗程。

【功效主治】清热祛湿，凉血解毒。主治慢性丙型肝炎。

芪苓健脾疏肝汤

【组成】黄芪、党参、茯苓各 20g，柴胡 6g，郁金、谷芽各 10g，丹参 12g，白芍、川楝子、鸡内金、延胡索各 15g。

【制法用法】水煎服。每日 1 剂，日服 2 次。

【功效主治】疏肝解郁，健脾和胃。主治慢性肝炎。

旋覆花汤

【组成】旋覆花、茜草、柴胡、郁金、延胡索、桃仁、红花各 10g，葱茎 10 根。

【制法用法】水煎服。每日 1 剂，日服 2 次。

【功效主治】疏肝解郁，活血祛瘀。主治慢性肝炎。

脾肾双补丸

【组成】炒党参 15g，山萸肉、菟丝子、五味子、车前子（包煎）、巴戟天、补骨脂、肉豆蔻各 10g，广橘络 6g，砂仁（后下）3g。

【制法用法】水煎服。每日 1 剂，日服 2 次。

【功效主治】疏肝理气，滋补脾肾。主治慢性肝炎。

温肝汤

【组成】黄芪 30g，附片、白术、香附、杏仁、橘红各 10g，党参、紫河车各 12g，白芍、当归、茵陈各 15g。

【制法用法】水煎服。每日 1 剂，日服 2 次。

【功效主治】滋阴养血，补肾健脾。主治脾肾阳虚、气虚血滞之慢性肝炎。

益肝汤

【组成】党参、当归、白芍、王不留行各 12g，炒白术、炒苍术、藿香、香附、佛手各 10g，茵陈、山楂、泽兰、生牡蛎各 15g。

【制法用法】水煎服。每日 1 剂，日服 2 次。

【功效主治】健脾理气，滋补肝肾。主治慢性肝炎之肝郁脾虚。

瓜蒌枳壳汤

【组成】瓜蒌（去壳）、枳实（麸炒）、桔梗、川芎、苍术（米泔浸）、香附、杏仁（去皮、尖）、黄芩（去朽）、贝母（去心）各 3g，砂仁 2g，陈皮 5g，木香（另研）1.5g。

【制法用法】加生姜 3 片，水煎，入竹沥、姜汁少许，加木香调服。每日 2 剂。

【功效主治】疏肝解郁，活血祛瘀。主治肝郁痰阻型慢性肝炎。

舒肝解毒汤

【组成】金银花、蒲公英、败酱草、板蓝根、茯苓、柴胡、白芍各 15g，茵陈 30g，当归、川楝子各 12g，生姜 10g，大枣 5 枚，甘草 6g。

【制法用法】水煎服。每日 1 剂。

【功效主治】疏肝健脾，清热解毒。主治慢性乙型肝炎，右胁隐痛或两胁胀痛。

舒肝和胃汤

【组成】白芍 12g，旋覆花、生赭石、藿香、佩兰、焦白术、酒黄芩、当归、香附各 9g，草豆蔻 6g。

【制法用法】水煎服。每日 1 剂。

【功效主治】疏肝和胃，养血柔肝。主治慢性、迁延性肝炎，转氨酶久不降者。

疏肝健脾活血汤

【组成】柴胡、黄芩、郁金、半夏、甘草、虎杖、板蓝根、败酱草、白花蛇舌草、薏苡仁、白豆蔻、白术、川楝子各 9g。

【制法用法】水煎服，每日 1 剂。

【功效主治】疏肝健脾，清热解毒。主治慢性乙型肝炎，肝郁脾虚、瘀毒久恋型。

复肝煎

【组成】垂盆草、海金沙各 30g，平地木、蒲公英各 15g，广郁金、茯苓、茜草、赤芍、白芍各 12g，软柴胡、枳壳各 9g，生甘草 4g。

【制法用法】水煎服。每日 1 剂。

【功效主治】清热解毒，利湿健脾，行气散瘀。主治慢性乙型肝炎，湿热未尽、肝郁脾虚型。

柔肝健脾汤

【组成】黄芪20g，柴胡、生麦芽、当归、丹参、郁金、白术、茯苓、鸡内金、炙甘草各10g，川芎6g。

【制法用法】水煎服。每日1剂。

【功效主治】升肝健脾，养血益气。主治慢性乙型肝炎肝虚气陷型。

黄芪柴胡汤

【组成】黄芪20g，柴胡、山豆根、鸡内金、陈皮各15g，天麻、大黄各9g，虎杖12g，乌梅、焦三仙各40g，丹参50g，赤芍60g。

【制法用法】水煎服。每日1剂。

【功效主治】疏肝理气，益气活血。主治慢性活动性肝炎，肝郁血瘀型及气虚夹毒型。

化瘀解毒汤

【组成】虎杖、平地木、半枝莲各15g，土茯苓、垂盆草各20g，赤芍、片姜黄、黑料豆各10g，生甘草3g。

【制法用法】水煎服。每日1剂。

【功效主治】清热祛湿，化瘀解毒。主治慢性乙型肝炎，湿热毒瘀互结者。

人参三七琥珀末

【组成】人参、三七、琥珀。

【制法用法】将上药按2∶2∶1的比例研末口服。每日2次，

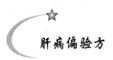

每次 0.5g。

【功效主治】益气活血。主治慢性肝病,气虚血瘀型。

丹参大黄汤

【组成】丹参、蒲公英各 30g,大黄 10g,陈皮 6~12g。

【制法用法】水煎服,每日 1 剂。

【功效主治】清热解毒,健脾活血。主治慢性乙型肝炎,湿热内蕴、瘀血阻滞型。

三神四君汤

【组成】补骨脂、煨肉豆蔻、鸡内金各 10g,肉桂 3g,干姜 6g,党参、茯苓、土炒白术各 30g,砂仁 12g,陈皮、大腹皮、泽泻各 15g。

【制法用法】水煎服。每日 1 剂。

【功效主治】温补脾肾,行气利湿。主治慢性肝炎者。

三根三草汤

【组成】白花蛇舌草、白茅根各 15g,夏枯草 12g,甘草 6g,板蓝根、山豆根各 10g。

【制法用法】水煎服。每日 1 剂。

【功效主治】清热,解毒,退黄。主治慢性乙型肝炎热毒内蕴型。

温化寒湿复肝汤

【组成】茵陈、丹参各 30g,白术、砂仁、党参、茯苓、猪苓、厚朴各 10g,制附子、干姜各 6g,生薏苡仁 15g。

【制法用法】水煎服。每日 1 剂。

【功效主治】温化寒湿。主治迁延性或慢性肝炎。

健脾祛湿复肝汤

【组成】茵陈 30g，党参、茯苓、白术、猪苓、泽泻、桂枝、薏苡仁、藿香、厚朴各 10g。

【制法用法】水煎服。每日 1 剂。

【功效主治】健脾祛湿，行气退黄。主治慢性肝炎。

健脾益肾凉血解毒汤

【组成】黄芪、山药、淫羊藿、黄精、白花蛇舌草、土茯苓各 30g，党参 20g，白术 12g，枸杞子、桑椹、生地黄、黄芩各 15g。

【制法用法】水煎服。每日 1 剂。

【功效主治】健脾益肾，凉血解毒。主治慢性迁延性肝炎，脾肾两虚、湿热未尽者。

附子茵陈二草汤

【组成】附片 7g，郁金 9g，云茯苓 12g，茵陈、金钱草、白花蛇舌草、太子参、丹参各 15g。

【制法用法】水煎服，每日 1 剂。

【功效主治】活血助阳，利湿退黄。主治慢性迁延性及慢性活动性肝炎，湿毒瘀阻阳虚型。

茵陈五苓散

【组成】党参、茵陈各 30g，茯苓、泽泻各 20g，白术 15g。

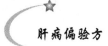

【制法用法】水煎服。每日 1 剂。

【功效主治】健脾，益气，除湿。主治慢性乙型肝炎，脾虚湿困型。

天澳汤

【组成】茵陈、鸡骨草、白花蛇舌草各 30g，桑椹、山楂、丹参各 15g，白芍 12g，柴胡、枳实各 10g，延胡索、郁金、炙甘草各 9g。

【制法用法】水煎服。每日 1 剂。

【功效主治】疏肝理气，清利湿热，活血化瘀。主治慢性乙型肝炎，肝郁气滞型及湿热瘀毒内蕴型。

补肾汤

【组成】淫羊藿、怀山药、桑寄生、黄芪、茯苓、茵陈各 20g，菟丝子、党参、枸杞、丹参、虎杖各 15g，泽泻、甘草各 10g。

【制法用法】水煎服。每日 1 剂。

【功效主治】补肾固本，扶正祛邪。主治慢性肝炎，气血虚弱、肾阴亏虚、肾阳虚耗型。

活血养肝汤

【组成】党参 20g，黄芪、当归、丹参、五味子、枸杞子、茯苓各 15g，川芎 10g，甘草 6g。

【制法用法】水煎服。每日 1 剂。8 周为 1 个疗程。

【功效主治】益气养血，化瘀散结。主治慢性活动性肝炎，气血亏虚型。

新肝方

【组成】龙胆草、生甘草各 5g，马鞭草 15g，枸杞、赤芍、白芍、泽泻各 9g，木香 6g。

【制法用法】水煎服。每日 1 剂。

【功效主治】清热利湿，滋养肝肾。主治慢性迁延性肝炎，肝肾阴虚型。

芪楂益肝汤

【组成】黄芪、生山楂、熟猪肝各 30g，太子参、连翘各 25g，女贞子、茯苓各 18g，丹参 20g，三七粉（冲服）3g。

【制法用法】水煎服。每日 1 剂。

【功效主治】滋肾补肝，活血解毒。主治慢性肝炎，余毒未尽、瘀血内阻、肝肾不足型。

八子养肝汤

【组成】金铃子、桑椹、决明子、菟丝子、枸杞子、女贞子各 10g，北五味子、车前子各 15g。

【制法用法】水煎服。每日 1 剂。

【功效主治】滋补肝肾。主治慢性肝炎肝肾不足型。

小贴士

中医对慢性肝炎论治的免疫方法

中医学对本病之治疗，重在辨证论治，有是证使用是方。中医的"肝"是对全身阴阳气血都有调节作用的"系统"。因而在治疗上，不仅要从肝论治，也要从气血阴阳或它脏论治，才能反映中医审因论治的特色。由于慢性肝炎病程较长，病情复杂，而主要病邪又为湿热毒邪入侵与正气受损，所以多数人主张从清热解毒利湿、活血化瘀、滋阴益气立法施治，均取得了较好疗效。

1. 活血化瘀法

丹参、复方丹参、三七注射液都有扩张血管、改善微循环、活血化瘀作用，这些药物都有利于肝脏氧的供应而有利于肝细胞的修复。参三七注射液具有活血化瘀作用，有调节人体免疫功能——提高细胞免疫和抑制体液免疫作用。活血化瘀类药物，能促进淋巴细胞转化率上升。

2. 免疫治疗

（1）党参、黄芪、黄芩、五味子等，可不同程度地提高细胞免疫功能。

（2）对体液免疫反应亢进或有自身免疫指标改变者，选用白花蛇舌草、龙胆草、大黄、桃仁等可使 IgG 下降。

（3）对细胞免疫功能低下，体液免疫功能增强患者，上述两类中药合用。

（4）黄芪对体液免疫功能低下者有增强作用（但不超过正常值），而对体液免疫反应过高者有降低作用。可见黄芪在调节免疫功能方面有双相作用。

（5）甜瓜蒂、云芝糖浆、灵芝、桑寄生等在治疗慢性肝炎中，均有增强和调节免疫功能作用。

临床应用说明，中药免疫制剂不良反应小，有效率高，在改善症状、缩小肿大之肝脾、降低乙型肝炎表面相关抗原滴定度上也有一定疗效。

慢性乙肝的饮食注意事项

慢性肝炎的特点就是反复出现肝脏炎症的加重和缓解，因此要根据肝脏功能的状况来调整饮食方案。慢性肝炎的缓解期，肝功能检查接近正常，没有明显的消化道症状，此时强调均衡饮食。

（1）提供适当的热量。

（2）足量的蛋白质供给可以维持氮平衡，改善肝脏功能，有利于肝细胞损伤的修复与再生。

（3）供给适量的糖类（碳水化合物）：适量的碳水化合物不仅能保证慢性肝炎病人总热量的供给，而且能减少身体组织蛋白质的分解、促进肝脏对氨基酸的利用、增加肝糖原储备、增强肝细胞的解毒能力。

（4）适当限制脂肪饮食：由于慢性肝炎病人的食欲下

降，经常合并胆囊疾病，脂肪性食物常常摄入不足，慢性肝炎病人需要进食适当量的脂肪食物，但过度限制脂肪是不合适的。全日脂肪供给量一般在 40~60g，或占全日总能量的 25% 左右为宜。对伴有脂肪肝、高脂血症者、胆囊炎急性发作期的慢性肝炎病人则应限制脂肪。

（5）补充适量的维生素和矿物质：维生素对肝细胞的解毒、再生和提高免疫等方面有重要作用。维生素常作为慢性肝炎的辅助治疗药物。补充维生素主要以食物补充为主，在摄入不足的情况下适量补充维生素制剂还是有益的。慢性肝炎患者容易发生缺钙和骨质疏松，坚持饮用牛奶或适当服用补钙药物是有必要的。

（6）戒酒，避免损害肝脏的物质摄入：乙醇能造成肝细胞的损害，慢性肝炎病人肝脏对乙醇的解毒能力下降。即使少量饮酒也会使加重肝细胞损害，导致肝病加重，因此肝炎病人应戒酒。

第二节　食疗偏方

一、茶饮类偏方

鲜蒲瓜蜂蜜饮

【组成】鲜蒲瓜适量，蜂蜜适量。

【制法用法】将鲜蒲瓜捣烂，绞汁，加入蜂蜜调匀即成。每次饮半杯至 1 杯,每日 2 次。

【功效主治】利水消肿。适用于肝炎黄疸患者饮用。

龙井玫瑰花茶

【组成】龙井茶叶 3g,干玫瑰花瓣 6g。

【制法用法】将上味放茶杯内,用 80℃左右的开水冲饮即成。每日从早到晚代茶饮。

【功效主治】理气解郁。适用于肝病脘闷不舒者。

香枣汤

【组成】大枣 20 枚,木香 9g。

【制法用法】将大枣先煎数沸后,放入木香,煎 3 分钟后去渣即成。随时饮用。

【功效主治】疏肝健脾。适用于肝炎患者伴有脾虚、腹胀、腹泻者。

西瓜皮赤小豆茅根汤

【组成】西瓜皮、赤小豆、白茅根各 50g。

【制法用法】将上料洗净,加适量水煎取汁即成。每日 1 次,连饮 5~7 日。

【功效主治】清热,利湿。适用于急性肝炎属湿热蕴结、胆汁外溢型患者。

紫草液

【组成】紫草 30g。

【制法用法】将紫草洗净,加水适量,煎煮 2 次,每次煮沸

30 分钟，过滤，合并 2 次滤液即成。每日 1 剂，分 2 次饮。

【功效主治】凉血活血。适用于慢性肝炎患者饮用。

麦芽饮

【组成】麦芽 30g，白糖 20g。

【制法用法】将麦芽洗净，除去杂质，放入炖锅内，加水 250ml，先用大火煮沸，再用小火炖煮 25 分钟，除去麦芽，过滤，加入白糖拌匀即成。代茶饮用。

【功效主治】和胃，导滞。适用于慢性肝炎患者，可改善消化不良的症状。

杏菊红花饮

【组成】杏仁 6g，红花 6g，菊花 6g，白糖 30g。

【制法用法】将杏仁去皮、尖、心；红花、菊花去杂质，洗净。同放入炖锅内，加入清水 250ml，先用大火煮沸，再用小火煎煮 15 分钟，加入白糖搅匀即成。代茶饮用。

【功效主治】平肝，清热，明目。适用于慢性肝炎者。

香附茶

【组成】香附子 3g，川芎 3g，茶叶 3g。

【制法用法】将香附子、川芎润透，切薄片，与茶叶一起放入炖锅内，加水 250ml，先用大火煮沸，再用小火煎煮 10 分钟即成。代茶饮用。

【功效主治】疏肝理气。适用于慢性肝炎患者饮用。

防风二仁饮

【组成】防风 9g，桃仁 6g，薏苡仁 20g，白糖 20g。

【制法用法】将桃仁去皮、心、尖，洗净；防风润透，切片；薏苡仁去杂质，洗净。同放入炖锅内，加水 250ml，先用大火煮沸，再用小火煎煮 50 分钟，加入白糖搅匀即成。代茶饮用。

【功效主治】祛风，胜湿，止痛。适用于慢性肝炎兼风寒湿痹患者饮用。

甘草二花饮

【组成】白菊花 9g，红花 6g，甘草 6g，白糖 10g。

【制法用法】将白菊花、红花去杂质，洗净；甘草润透，切片。同放入炖锅内，加水 250ml，先用大火煮沸，再用小火煎煮 10 分钟，加入白糖搅匀即成。代茶饮用。

【功效主治】平肝，祛瘀。适用于慢性肝炎患者。

干姜茵陈饮

【组成】干姜 9g，茵陈 30g，适量红糖。

【制法用法】将上料放入锅中，加水 1000ml，煎至 400ml，加适量红糖即成。每次服 200ml，每日 2 次。

【功效主治】温中散寒。适用于寒湿中阻的黄疸型肝炎患者。

青皮麦芽饮

【组成】青皮 10g，生麦芽 30g，白糖 20g。

【制法用法】将青皮洗净，切碎；生麦芽洗净，去杂质。共放入炖锅内，加入水 250ml，先用大火煮沸，再用小火炖煮 25 分钟，加入白糖拌匀即成。代茶饮用。

【功效主治】疏肝气，祛郁滞。适用于慢性肝炎之肝气郁滞者饮用。

五味子大枣饮

【组成】五味子9g，大枣10枚，金橘30g，冰糖适量。

【制法用法】将上述原料炖后取汁即成。每日1剂，分2次饮，连饮15日。

【功效主治】养血补肝。适用于肝气郁结型肝炎患者，症见气滞胸腔胀满。

芹菜萝卜蜜饮

【组成】芹菜150g，萝卜100g，鲜车前草30g，蜂蜜适量。

【制法用法】将芹菜、萝卜、车前草洗净，捣烂取汁，加入蜂蜜煮沸即成。温饮，每日1次。

【功效主治】利水消肿。适用于黄疸型肝炎患者。

三草饮

【组成】甘草10g，鱼腥草10g，车前草10g，白糖20g。

【制法用法】将甘草洗净，润透，切片；鱼腥草、车前草洗净。3味加入炖锅内，加入清水250ml，先用大火煮沸，再用小火炖煮25分钟，加入白糖即成。每日代茶饮。

【功效主治】清热，利水。适用于肝炎患者饮用。

香附陈皮茯苓茶

【组成】炒香附10g，陈皮10g，茯苓30g，山楂20g，红糖 20g。

【制法用法】将陈皮、茯苓洗净后，晒干或烘干，切碎，研成细末；炒香附、山楂洗净，切成片，放入纱布袋中，扎口，放入砂锅内，加入水浸泡片刻，先用大火煮沸，调入陈皮、茯苓粉末，搅和均匀，然后改用小火煨煮 30 分钟，取出药袋，调入红糖，小火煨煮至沸即成。代茶饮，早晚 2 次，频频饮用。

【功效主治】理气解郁，燥湿化痰。适用于肝脾不调型病毒性肝炎患者饮用。

二、粥类偏方

茵陈柴胡粥

【组成】茵陈 45g，柴胡 5g，粳米 100g，白糖适量。

【制法用法】将茵陈、柴胡洗净，加水 200ml，煎至 100ml，去渣取汁，入洗净的粳米，再加水 600ml，煮至米烂汤稠即成。每日 2~3 次食用，7~10 日为 1 个疗程。

【功效主治】疏肝清热。适用于急性黄疸型肝炎之湿热蕴结型患者。

栀子虎杖粥

【组成】栀子仁 3~5g，虎杖 5g，大米 50~100g。

【制法用法】将栀子仁、虎杖研成细末，大米洗净煮为稀粥，粥将熟时，调入栀子末、虎杖末梢煮即成。每日 2 次食用，2~3 日为 1 个疗程。

【功效主治】清热泻火。适用于黄疸型肝炎患者。

荠菜白花蛇舌草粥

【组成】荠菜 100g，白花蛇舌草 5g，粳米 60g，精盐、香油各适量。

【制法用法】将荠菜除去杂质，洗净，切碎，加精盐少许拌匀；白花蛇舌草洗净，清水泡半小时。粳米洗净，加适量水，用大火煮沸 10 分钟后，加入荠菜、白花蛇舌草，使其浸没在粥汤内，再煮开 5 分钟，淋上香油少许，离火即成。作早餐食用。

【功效主治】和中益胃。适用于两胁胀满、消化不良的慢性肝炎患者。

茵陈陈皮粥

【组成】茵陈 50g，陈皮 15g，大米 80g，白糖适量。

【制法用法】将茵陈、陈皮洗净，煎汁，去渣留汁，加入洗净后大米，粥将熟时，加入适量白糖，稍煮一二沸即成。温食，每日 2~3 次食用，7~10 日为 1 个疗程。

【功效主治】清利湿热。适用于急性传染性黄疸型肝炎。

陈皮蚌肉粥

【组成】陈皮 6g，蚌肉 50g，皮蛋 1 只，姜 5g，葱 5g，精盐 5g，大米 100g。

【制法用法】将陈皮烘干，打成细粉；蚌肉剁成颗粒；皮蛋去皮，剁成颗粒；葱切花，姜切末；大米淘洗干净，放入锅内，加水 500ml，用大火煮沸，加入皮蛋、蚌肉、姜、葱、精盐，用小火煮 40 分钟即成。每次 80~100g，每日 1 次食用。

【功效主治】理气调中。适用于黄疸型肝炎患者。

陈皮核桃粥

【组成】陈皮 6g，核桃仁 20g，冰糖 10g，大米 100g，植物油适量。

【制法用法】将陈皮润透，切丝；核桃去壳留仁，用素油炸香，捞起放入碗中；冰糖打碎；大米淘洗干净，放入锅内，加水 600ml，先用大火煮沸，再用小火熬煮至八成熟时，加入陈皮、核桃仁、冰糖搅匀，继续煮至粥熟即成。每次 100g，每日 1 次食用。

【功效主治】理气益肾。适用于肝炎气滞便秘患者食用。

五味粥

【组成】五味子 10g，大米 100g。

【制法用法】将五味子洗净，去杂质；大米淘洗干净。大米、五味子放入锅内，加清水 600ml，先用大火煮沸，打去浮沫，再用小火煮 40 分钟即成。每次食用 80~100g，每日 1 次。

【功效主治】益气生津。适用于急、慢性肝炎，症见津亏口渴、自汗等。

冰糖绿豆苋菜粥

【组成】绿豆 90g，苋菜 100g，冰糖 20g，大米 100g。

【制法用法】将绿豆洗净，去杂质；苋菜洗净，切成段，冰糖打碎；大米淘洗干净。把大米、绿豆同放锅内，加水 500ml，先用大火煮沸，再用小火炖煮 1 小时，加入苋菜、冰糖，煮熟即成。每次 50~100g，每日 2 次，早晚餐食用。

【功效主治】清热解毒。适用于中毒性肝炎患者食用。

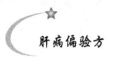
山药扁豆粥

【组成】山药 30g，白扁豆 15g，大米 100g，白糖适量。

【制法用法】将大米淘净；山药去皮，洗净，切片；扁豆洗净。将大米、扁豆入锅，加水适量，先用大火煮沸，再用小火熬至八成熟，放入山药片、白糖后，煮粥即成。每日 1 次，可经常食之。

【功效主治】补虚健中。适用于慢性肝炎反复不愈者。

山药赤小豆粥

【组成】赤小豆 30g，山药 30g，大米 50g，白糖 10g。

【制法用法】将赤小豆去杂质，洗净；山药用清水润透，切成薄片；大米淘洗干净。把赤小豆、大米、山药、白糖同放锅内，加水 600ml，先用大火煮沸，再用小火炖煮 50 分钟即成。每次 100g，每日 1 次食用。

【功效主治】利湿健脾。适用于肝炎患者。

山药佛手扁豆粥

【组成】山药、佛手、白扁豆各 50g，大麦芽 30g，白糖适量。

【制法用法】将以上食材均洗净，加适量水共煮粥，食用时加入白糖适量溶化即成。佐餐食用。

【功效主治】益气，渗湿，健脾。适用于肝病患者。

苡麦木瓜赤豆粥

【组成】薏苡仁 50g，大麦芽 30g，木瓜 30g，赤豆 50g。

【制法用法】将赤豆、薏苡仁洗净，可先煮，后加大麦芽、木瓜，再煮或用高压锅同煮熟烂后即成。每日 2 次分食。

【功效主治】健脾渗湿，和胃消食。适用于各型肝炎患者。

苏子桃仁粥

【组成】紫苏子 20g，桃仁 6g，大米 100g，精盐 3g。

【制法用法】将紫苏子去杂质，洗净，烘干，打成细粉；桃仁去杂质，洗净。大米淘洗干净放入锅内，加水 600ml，加入桃仁，先用大火煮沸，再用小火炖煮至八成熟时，加入紫苏子粉、精盐搅匀，继续煮至粥熟即成。每次 100g，每日 1 次食用。

【功效主治】行气，祛瘀。适用于肝炎患者，症见血瘀便秘。

苡仁粳米茯苓粥

【组成】薏苡仁 60g，大米 150g，土茯苓 20g。

【制法用法】将上料洗净，土茯苓用纱布包好，同煮成粥，去土茯苓即成。随时食用。

【功效主治】除湿健脾。适用于急、慢性肝炎患者。

苡仁红花粥

【组成】薏苡仁 30g，红花 6g，大米 100g，白糖 10g。

【制法用法】将薏苡仁洗净，去杂质；红花洗净；大米淘洗干净。把大米、薏苡仁同放锅内，加水 600ml，先用大火煮沸，再用小火熬煮至八成熟时，加入红花、白糖，搅匀，继续煮至粥熟即成。每次 100g，每日 1 次食用。

【功效主治】祛瘀，除湿。适用于肝炎患者。

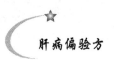

绿豆燕窝粥

【组成】绿豆 100g，燕窝 20g，大米 100g，冰糖 20g。

【制法用法】将绿豆洗净，去杂质；燕窝发透，用镊子夹去燕毛；大米淘洗干净；冰糖打碎。绿豆、大米放入锅内，加水500ml，先用大火煮沸，加入燕窝，再用小火炖煮 1 小时，加入冰糖使溶化即成。当主食食用，每次 100g，每日 1 次。

【功效主治】滋阴清热。适用于中毒性肝炎患者。

二花粥

【组成】红花 6g，菊花 6g，大米 100g，白糖 10g。

【制法用法】将红花、菊花洗净，去杂质；大米淘洗干净，入锅内，加入清水 600ml，先用大火煮沸，再用小火煮熬至八成熟时，加入红花、菊花、白糖，搅匀，继续煮至粥熟即成。每次100g，每日 1 次食用。

【功效主治】祛瘀，清热。适用于慢性肝炎血瘀者。

玉米渣枸杞粥

【组成】玉米渣 50g，枸杞子 10g。

【制法用法】将洗净的玉米渣、枸杞子同放入锅内，加入适量清水，煮半小时即成。随时饮用。

【功效主治】滋补肝肾。适用于慢性肝炎。

柚皮粉粥

【组成】柚皮 2 个，大米 100g。

【制法用法】将柚皮烧炭研末，入洗净的大米中，加入适量水煮粥即成。每次 5~10g，每日 3 次食用。

【功效主治】疏肝理气。适用于慢性肝炎。

虎杖甘草粥

【组成】虎杖 18g，甘草 9g，大米 50g。

【制法用法】将虎杖、甘草加水 600ml 在砂锅中煎 2 小时，去渣，取汁，加入大米煮成粥即成。随时饮用。

【功效主治】利湿退黄，补中。适用于急、慢性肝炎消退黄疸患者。

芝麻桃仁粥

【组成】黑芝麻 6g，桃仁 6g，冰糖 20g，大米 100g。

【制法用法】将黑芝麻放入炒锅，用小火炒香；桃仁洗净，去杂质；大米淘洗干净；冰糖打碎；把大米放入锅内，加水 600ml，先用大火煮沸，再用小火熬煮八成熟时，放入黑芝麻、冰糖，搅匀，继续煮至粥熟即成。每次 100g，每日 1 次食用。

【功效主治】补肾祛瘀。适用于慢性肝炎兼血瘀便秘患者。

三、汤羹类偏方

鸡蛋田基黄汤

【组成】鲜田基黄 30g（干品 15~30g），鸡蛋 2 枚。

【制法用法】将鲜田基黄与鸡蛋同煮汤。喝汤，吃鸡蛋，每日 1 次，7~10 日为 1 个疗程。

【功效主治】清热利湿。适用于肝炎患者。

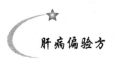

鸡骨草大枣汤

【组成】鸡骨草 15g，大枣 10 枚。

【制法用法】将上材于锅中，加适量水煎煮即成。每日分 2 次服。

【功效主治】平肝，健脾。适用于各型肝炎患者。

鸡骨草猪肉汤

【组成】鸡骨草 15g，猪瘦肉 100g，葱、味精、花椒、精盐、生姜各适量。

【制法用法】将鸡骨草、猪瘦肉、花椒、生姜倒入水锅内煮沸，再用小火煎汁 300ml 即成。每日 3 次，连食数天。

【功效主治】清热利湿。适用于急慢性肝炎、肝硬化腹水者。

鱼腥草绿豆汤

【组成】鱼腥草 30g，绿豆 50g，猪肚 200g，姜片、葱段、精盐各适量。

【制法用法】将鱼腥草洗净，去黄叶老根；绿豆淘洗干净；猪肚洗净，切成块。把猪肚、绿豆放入炖锅内，加水 500ml，先用大火煮沸，再用小火煮 1 小时，加入鱼腥草、姜片、葱段、精盐，再煮 10 分钟即成。每日 1 次，吃猪肚 50g，随意吃鱼腥草、绿豆，喝汤。

【功效主治】清热解毒，滋补脾胃。适用于中毒性肝炎患者。

墨鱼甘草汤

【组成】甘草 30g，墨鱼 100g，白糖 30g，苋菜 100g。

【制法用法】将生甘草洗净，切片；墨鱼洗净，切成块；苋菜洗净，切成段。把甘草、墨鱼放锅内，加水 300ml，先用小火煮沸，再用小火煮 25 分钟，下入苋菜、白糖煮熟即成。每日 1 次，佐餐食用。

【功效主治】清热解毒，滋阴养血。适用于中毒性肝炎患者。

麦芽茵陈汤

【组成】大麦芽、茵陈各 30g，陈皮 10g，小米 100g。

【制法用法】将上料于锅中，加适量水共煎煮即成。佐餐食用。

【功效主治】健胃补脾。适用于肝炎患者。

玉米须公英汤

【组成】玉米须 30g，茵陈、蒲公英各 15g。

【制法用法】将上料于锅中，加入水 1000ml，共煎煮即成。每次 200ml，每日 2 次饮用，15 日为 1 个疗程。

【功效主治】利尿消肿，清热解毒。适用于肝炎兼有黄疸、胆囊炎、胆结石患者。

田螺汤

【组成】田螺 10~20 个，料酒 20ml。

【制法用法】将大田螺养于清水中漂去泥，取出螺肉，加入料酒，拌和，放入清水炖熟即成。饮汤，每日 1 次。

【功效主治】利湿。适用于慢性肝炎患者。

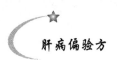

蘑菇枸杞猪肉汤

【组成】鲜蘑菇 100g，枸杞子 10g，猪瘦肉 100g，精盐适量。

【制法用法】将上料洗净于锅中，加适量水清炖，精盐调味即成。佐膳，每日 2 次。

【功效主治】养肝明目。适用于慢性肝炎患者。

茵陈麦芽大枣汤

【组成】茵陈 15g，大麦芽 20g，大枣 10 个，白糖适量。

【制法用法】将茵陈、麦芽、大枣倒入小钢精锅内，加水 1000ml，用小火慢炖半小时，加白糖半匙，离火即成。每日 2 次，每次小半碗，喝汤吃枣。

【功效主治】健胃和中。适用于肝炎患者。

花生银耳汤

【组成】花生仁、银耳、冰糖各 30g。

【制法用法】将花生仁、银耳置锅中，加适量水煎煮，然后加入冰糖，煎至糖化即成。每日 1 剂，吃花生仁、银耳，喝汤，30 日为 1 个疗程。

【功效主治】调脾，补肾。适用于急慢性肝炎、血清转氨酶高的患者。

寄生芦根黄鳝汤

【组成】黄鳝 2~3 条去肠杂，芦根 30g，桑寄生 60g，精盐、香油各适量。

【制法用法】将黄鳝宰杀，去肠杂，洗净，与芦根、桑寄生一起入锅中，加适量水同煮汤，加入适量精盐、香油调味即成。佐餐食用。

【功效主治】滋阴，益血，补气。适用于慢性肝炎患者。

四红益肝利湿汤

【组成】赤小豆60g，花生仁（连衣）30g，大枣10介，红糖50g。

【制法用法】将赤豆、花生仁洗净后放入锅内，加水2000ml，小火慢炖1小时，再放入大枣和红糖，继续炖半小时，至食物酥烂，离火即成。每日2次，每次1小碗，作早餐或点心吃。

【功效主治】燥湿，健脾，补血。适用于肝炎患者。

黄芪山药羹

【组成】黄芪30g，鲜山药150g，精盐、白糖各适量。

【制法用法】将黄芪洗净；山药去皮，洗净，切成薄片。先将黄芪放锅内，加水适量，煮半小时，滤去药渣，再放入鲜山药片，再煮半小时，加入精盐或白糖调味即成。佐餐食用。

【功效主治】补气固表，养阴生津。适用于肝炎患者。

益胃汤

【组成】北沙参、麦冬、生地黄、冰糖各15g，玉竹5g。

【制法用法】将北沙参润透，切片；麦冬洗净，去心；生地黄洗净，切片；玉竹洗净，切段；冰糖打碎，待用。一同放炖锅内，加水300ml，先用大火上煮沸，再用小火煎煮25分钟即成。代茶饮用。

【功效主治】益胃，生津，润肺。适用于慢性肝炎患者，脾胃阴虚症见倦怠无力、食欲缺乏、烦热、口渴等。

夏枯草猪肉汤

【组成】夏枯草 30g，猪瘦肉 100g，姜、味精、五香粉、精盐、葱各适量。

【制法用法】将上述诸料入锅内，加水适量共煮汤即成。吃肉喝汤，每日 1 次，连食 15 日。

【功效主治】健脾，除湿。适用于肝炎患者。

淡菜红花鱼头汤

【组成】淡菜 50g，红花 6g，鲤鱼头 1 个（约 500g），豆腐 50g，姜片、葱段、精盐各适量。

【制法用法】将淡菜、红花洗净；鲤鱼宰杀，头去腮，洗净，一切两半；豆腐切成块。把鲤鱼头、淡菜、红花、姜片、葱段、精盐放入炖锅内，加水 800ml，先用大火煮沸，打去浮沫，再加入豆腐，用小火煮 35 分钟即成。每日 1 次，每次吃鱼头 50g，随意喝汤，吃淡菜、豆腐。

【功效主治】祛瘀，消瘿。适用于慢性肝炎兼有腰痛、阳痿、带下患者。

菠菜鸭肝汤

【组成】菠菜 200g，鸭肝 50g，玉竹 30g，料酒、姜片、葱段、精盐、植物油各适量。

【制法用法】将玉竹发透，切成段；菠菜洗净，切成段，鸭肝洗净，切片。把鸭肝用料酒、精盐、酱油浸渍 20 分钟待用；

菠菜用沸水焯透，捞起沥干水分待用。把炒锅放在大火上烧热，加入植物油，烧至六成热时，下入姜片、葱段爆香，加入清水煮沸，加入玉竹煮 10 分钟后，下入鸭肝、菠菜煮 5 分钟即成。每日 1 次，每次吃鸭肝 50g，随意吃菠菜、喝汤。

【功效主治】养肝润燥。适用于慢性肝炎患者。

黄花菜海蚌汤

【组成】黄花菜 15~30g，海蚌 30g。

【制法用法】将上述两料入锅内，加入适量水同煮即成。每日 1 次，连食 15 日。

【功效主治】利尿疏肝。适用于急性肝炎黄疸患者。

蘑菇猪肉汤

【组成】鲜蘑菇 100g，猪瘦肉 100g，精盐、葱、姜各适量。

【制法用法】将猪瘦肉洗净，切片，与以上诸料一同放入锅内，加水适量煲汤即成。佐餐食用。

【功效主治】健脾，平肝。适用于慢性肝炎患者。

蘑菇红花汤

【组成】蘑菇 30g，红花 6g，黄瓜 100g，姜片、葱段、精盐、植物油各适量。

【制法用法】将蘑菇发透，洗净，切片；红花洗净；黄瓜洗净，去籽，切半月形薄片。把炒锅置大火上烧热，加入植物油，烧至六成热时，下入姜片、葱段爆香，加入清水 500ml，煮沸，加入蘑菇、黄瓜片、红花、精盐，用中火煮 15 分钟即成。每日 1 次，蘑菇、黄瓜佐餐食用。

【功效主治】健脾，补血。适用于慢性肝炎患者兼有白细胞减少症。

枸杞羊肝羹

【组成】枸杞子 12g，羊肝 100g，料酒、姜片、葱段、精盐、植物油各适量。

【制法用法】将羊肝洗净，用料酒浸泡 20 分钟，取出剁成羊肝泥；枸杞子洗净，去杂质待用。把炒锅置大火上烧热，加入植物油，烧至六成热时，下入姜片、葱段爆香，加入水 250ml，放入枸杞子，用小火煮 5 分钟后，加入羊肝泥、精盐拌匀，再煮沸 5 分钟即成。每日 1 次，每次吃 50g 羊肝。

【功效主治】养肝明目。适用于慢性肝炎患者。

牛肝杞椹汤

【组成】枸杞子 12g，桑椹 12g，牛肝 50g，鸡蛋 1 枚，料酒、姜段、葱段、精盐、酱油、生粉、白糖、植物油各适量。

【制法用法】将枸杞子、桑椹去杂质，洗净；牛肝洗净，切成薄片。把牛肝片放入碗内，加入生粉、酱油、料酒、白糖、精盐，打入鸡蛋，拌匀挂浆待用；炒锅置大火上烧热，加入植物油，烧至六成热时，加入姜片、葱段爆香，加入清水 300ml，煮沸，再加入枸杞子、桑椹、牛肝，煮 10 分钟即成。每日 1 次，佐餐食用，吃牛肝 50g，随意吃桑椹、枸杞子，喝汤。

【功效主治】补肝肾，益精髓。适用于慢性肝炎患者伴有血虚、阳痿者。

兔肝杞贞汤

【组成】兔肝 50g，枸杞子 12g，女贞子 9g，绿叶菜 100g，料酒、姜片、葱段、精盐、植物油各适量。

【制法用法】将枸杞子、女贞子洗净，去杂质；兔肝洗净，切薄片；绿叶菜洗净，切成段。把炒锅置大火烧热，加入植物油，烧至六成热时，加入姜片、葱段爆香，加入清水 300ml，煮沸，下入兔肝、料酒、精盐、枸杞子、女贞子、绿叶菜，煮 10 分钟即成。每日 1 次，每次吃兔肝 50g，随意喝汤，吃绿叶菜。

【功效主治】补肝，益肾。适用于慢性肝炎伴有肝肾阴虚、头晕眼花、阳痿者。

桑椹鸡肝汤

【组成】桑椹 15g，鸡肝 100g，料酒 5g，姜片、葱段、盐、鸡蛋、生粉、酱油、植物油各适量。

【制法用法】将桑椹洗净，去杂质；鸡肝洗净，切薄片。鸡蛋打入碗内，把鸡肝片放入，加入食盐、酱油、生粉拌匀上浆待用；炒锅置大火上烧热，加入植物油，烧至六成热时，下入姜片、葱段爆香，加入清水 300ml，煮沸，加入桑椹、鸡肝煮 5 分钟即成。每日 1 次，每次吃鸡肝 50g，随意喝汤、吃桑椹。

【功效主治】平肝，滋阴。适用于慢性肝炎兼有肝肾阴亏患者。

银耳猪肝汤

【组成】银耳 10g，猪肝 50g，小白菜 50g，姜片、葱段、精盐、酱油、生粉、鸡蛋、植物油各适量。

【制法用法】将银耳放入温水中泡发，去蒂根，撕成瓣状；猪肝洗净、切片；小白菜洗净，切成段。把猪肝放在碗内，加入生粉、精盐、酱油，打入鸡蛋拌匀挂浆待用；炒锅置大火上烧热，加入植物油，烧至六成热时，下入姜片、葱段爆香，加入清水300ml，煮沸，下入银耳、猪肝，煮10分钟即成。每日1次，每次吃猪肝50g，随意吃银耳、喝汤。

【功效主治】补肝，润肺。适用于慢性肝炎患者。

南花猪肝汤

【组成】南瓜花30g，猪肝50g，姜片、葱段、精盐、植物油各适量。

【制法用法】将南瓜花洗净，切成丝；猪肝洗净，切成片。把炒锅置大火上烧热，加入植物油，烧至六成热时，加入姜片、葱段爆香，加入清水300ml，煮沸后放入精盐、南瓜花、猪肝片，煮10分钟即成。每日1次，每次吃猪肝50g，随意喝汤。

【功效主治】补肝，益气。适用于慢性肝炎患者。

山楂番茄牛肉汤

【组成】山楂15g，番茄100g，牛肉50g，姜片、葱段、盐精、料酒、酱油、植物油、生粉、鸡蛋各适量。

【制法用法】将山楂洗净，去核，切片；番茄洗净，切薄片；牛肉洗净，切成薄片。把牛肉片、生粉、酱油、精盐、料酒同放碗内，加水少许，打入鸡蛋拌匀待用；把炒锅置大火上，加入植物油，烧至六成热时，下入姜片、葱段爆香，加入清水600ml，用大火煮沸，下入山楂、牛肉片、番茄，煮10分钟即成。每日1

次，每次吃牛肉 50g，随意吃番茄，喝汤。

【功效主治】化食消积。适用于慢性肝炎兼有脾虚积滞、高血压病患者。

二草苡仁冬瓜盅

【组成】薏苡仁 30g，甘草 10g，鱼腥草 10g，冬瓜 1 个（约 500g），熟火腿肉 50g，姜丝、葱段、精盐各适量。

【制法用法】将甘草洗净、润透、切片；鱼腥草洗净；冬瓜洗净，从蒂下处切下段为盖，挖出籽及瓜瓤；熟火腿肉切丁；薏苡仁放入碗内，加水 50ml，上笼蒸熟取出待用。把甘草、鱼腥草、熟薏苡仁（带水）、熟火腿肉、姜丝、葱段、精盐放入冬瓜盅内，加入上汤或清水 150ml，放入蒸盆内，把蒸盆置蒸笼内，用大火蒸 35 分钟即成。每日 1 次，每次吃冬瓜 50g，随意喝汤吃薏苡仁。

【功效主治】利水，清热，除湿。适用于中毒性肝炎兼有小便不畅者。

白及羊肝汤

【组成】白及 15g，羊肝 100g，姜、葱、精盐各适量。

【制法用法】将白及洗净，放入炖锅内，加水 250ml；羊肝洗净，切片；姜切片，葱切段。把盛白及炖锅置大火上煮沸，加入姜、葱、精盐，用小火煮 25 分钟，改用大火煮沸，下入羊肝煮熟即成。每日 1 次，每次吃羊肝 50g。

【功效主治】补肝肾。适用于慢性肝炎患者。

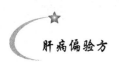

羊杞豆腐汤

【组成】枸杞子 10g，羊肉 50g，豆腐 100g，精盐 5g，上汤 500g。

【制法用法】将枸杞子洗净，去杂质；羊肉用沸水汆去血水，沥干水分，切成薄片；豆腐切成薄块。把上汤放入炖锅内，用中火煮沸，加入枸杞子、羊肉、豆腐、精盐，煮 15 分钟即成。每日 1 次，吃羊肉、豆腐，喝汤。

【功效主治】补肝，滋阴。适用于慢性肝炎患者。

四、菜肴类偏方

蚕豆炖豆腐

【组成】鲜蚕豆 100g，豆腐 100g，山药 20g，精盐 5g，上汤 500ml。

【制法用法】鲜蚕豆去皮，分成两瓣；豆腐切成薄块；山药去皮润透，切薄片。把上汤注入炖锅内，加入精盐、蚕豆、山药，先用大火煮沸，用小火煮 30 分钟即成。每日 1 次，每次吃蚕豆、豆腐 100g，随意喝汤、吃山药。

【功效主治】健脾利湿。适用于慢性肝炎患者，肝经湿热、脾胃虚弱型。

麦冬瘦肉煮黑豆

【组成】麦冬 12g，黑豆 50g，猪瘦肉 50g，猪胫骨 200g，姜片、葱段、精盐各适量。

【制法用法】将麦冬洗净，去心；黑豆洗净，去杂质，发透；猪瘦肉洗净，切成块；猪胫骨锤破。把发透的黑豆放入炖锅中，加入麦冬、猪胫骨、猪瘦肉、食盐、精姜、葱段，加入清水 600ml，先用大火煮沸，打去浮沫，再用小火炖煮 1 小时即成。每日 1 次，每次吃黑豆、猪肉共 100g，随意喝汤，吃麦门冬。

【功效主治】滋阴，补肾。适用于慢性肝炎患者。

马鞭草炖水鸭

【组成】马鞭草 30g，丹参 9g，甘草 5g，水鸭 1 只（约 1500g），姜片、葱段、精盐各适量。

【制法用法】将马鞭草洗净；丹参、甘草润透，切片。将 3 味药装入药包内，扎紧口；水鸭宰杀后，去毛、内脏及爪放入炖锅内，加入姜片、葱段，把药包放入鸭腹内，加入精盐及清水 1500ml，先用大火煮沸，再用小火炖煮 1 小时即成。每日 1 次，每次吃鸭肉 50g，喝汤 200ml。

【功效主治】活血祛瘀。适用于慢性肝炎患者。

丹参桃仁炖鳖鱼

【组成】丹参 6g，桃仁 6g，鳖鱼 1 只（约 500g），料酒、姜片、葱段、精盐各适量。

【制法用法】将丹参润透，切片；桃仁洗净去杂质；鳖鱼宰杀后去头、尾及内脏和爪。把鳖鱼和丹参、桃仁同放炖锅内，放入料酒、精盐、姜片、葱段，加入清水 800ml，先用火煮沸，再用小火炖煮 50 分钟即成。每日 1 次，每次吃鳖鱼 50g，喝汤。

【功效主治】祛瘀血，通经络。适用于慢性肝炎患者。

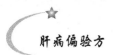
陈皮砂仁炒藕丝

【组成】陈皮 6g，砂仁 6g，藕丝 100g，猪瘦肉 50g，姜片、葱段、精盐、植物油各适量。

【制法用法】将陈皮、砂仁烘干，研成细粉；藕洗净，切丝；猪瘦肉洗净，切丝。炒锅上火烧热，加入植物油，六成热时，下入姜片、葱段爆香，加入猪瘦肉、藕丝、精盐，炒至断生即成。每日 1 次，每次吃肉 50g。

【功效主治】行气化湿。适用于慢性肝炎，伴有脾胃虚弱者。

陈皮炒猪肝

【组成】陈皮 6g，猪肝 100g，黑木耳 30g，鸡蛋、酱油、生粉、料酒、精盐、姜片、葱段、植物油各适量。

【制法用法】将陈皮洗净，润透，切细丝；猪肝洗净，切薄片；黑木耳发透，去蒂根，用手撕成瓣状。把猪肝、生粉、精盐、料酒、酱油同放入碗内，打入鸡蛋，拌匀，挂浆。把炒锅置大火上烧热，加入植物油，烧至六成热时，加入姜、葱段爆香，随即下入猪肝，炒至变色，加入黑木耳，断生即成。每日 1 次，每次吃猪肝 30~50g，佐餐食用。

【功效主治】理气，补肝。适用于慢性肝炎症见血虚萎黄、水肿者。

黄芪灵芝炖猪肉

【组成】灵芝 9g，黄芪 15g，猪瘦肉 100g，姜片、味精、五香粉、精盐、葱段各适量。

【制法用法】将上述原料置锅中，加适量水，猪瘦肉炖熟即成。吃肉喝汤，每日1次，连用15日。

【功效主治】补气，健脾。适用于肝炎患者伴有胁痛、呕吐等症。

甘草大蒜烧茄子

【组成】甘草6g，大蒜15g，茄子100g，姜片、葱段、精盐、植物油各适量。

【制法用法】将甘草润透，切片；大蒜去皮，切片；茄子洗净，一切两瓣，再切成块。把植物油放炒锅内，烧至六成热时，下入姜片、葱段爆香，加入茄子、精盐、蒜片，加入清水300ml，用小火煮20分钟即成。每日1次，佐餐食用。

【功效主治】清热，止痛。适用于肝炎患者。

蒜泥拌鱼腥草

【组成】大蒜30g，鱼腥草100g，白糖、醋、香油、酱油、精盐各适量。

【制法用法】将大蒜去皮，捣成蒜泥；鱼腥草洗净，除去黄叶、老根。把鱼腥草放盆内，加入大蒜茸、白糖、食醋、香油、精盐，拌匀即成。每日1次，佐餐食用。

【功效主治】清热解毒。适用于中毒性肝炎患者。

甘草绿豆炖白鸭

【组成】甘草20g，绿豆90g，白鸭肉100g，精盐2g。

【制法用法】将生甘草润透，洗净，切片；绿豆洗净，去杂质；白鸭肉洗净，切成块。把鸭肉块、甘草片、绿豆放入炖锅内，加入清水500ml，置大火上煮沸，改用小火炖煮50分钟，加入精盐，搅匀即成。每日 1 次，每次吃鸭肉 50g，随意吃绿豆，喝汤。

【功效主治】清热，平肝。适用于中毒性肝炎患者。

荸荠煎

【组成】荸荠 250g，鸡蛋 1 只。

【制法用法】将荸荠洗净，切碎，加水煮沸，打入鸡蛋即成。每日 2 次分食，吃荸荠、鸡蛋。

【功效主治】清热化痰。适用于肝病湿热黄疸者。

肉香麦冬枸杞

【组成】鸡蛋 4 个，枸杞子 10g，花生仁 30g，猪瘦肉 50g，麦冬 10g，精盐、植物油、淀粉、味精各适量。

【制法用法】将枸杞子洗净，在沸水中略焯一下；麦冬洗净，于水中煮熟，剁成碎末；花生仁炒脆；猪瘦肉切成丁；鸡蛋打在碗中，加精盐打匀，隔水蒸熟，冷却后切成粒状备用。将锅置大火上，加植物油，把猪肉丁炒熟，再倒进蛋粒、枸杞子、麦冬碎末，炒匀加精盐，淀粉勾芡，加味精调味，盛入盘中铺撒脆花生仁即成。佐餐食用，每日 2 次。

【功效主治】补肝，明目。适用于慢性肝炎患者。

番茄茵陈牛肉

【组成】鲜番茄 250g，茵陈蒿 10g，熟牛肉 100g，精盐、香油、白糖各适量。

【制法用法】将鲜番茄洗净，切块；茵陈蒿洗净，切碎；牛肉切成薄片，一同入锅内，加入少许香油、精盐、白糖，同煮至牛肉熟烂即成。佐膳，每日 1 次。

【功效主治】平肝，补脾。适用于慢性肝炎患者。

芙蓉猪肝

【组成】芙蓉花（干品）12g，猪肝 150g，精盐、陈酒各适量。

【制法用法】将芙蓉（合欢）花加清水浸泡 6 小时，取出后与猪肝共放碟中。加精盐和陈酒少许，隔水蒸熟即成。佐餐，食猪肝。

【功效主治】疏肝解郁。适用于慢性肝炎肝气郁结所致的胁痛者。

凉拌马齿苋

【组成】鲜马齿苋 150g，香油、精盐、食醋各适量。

【制法用法】将鲜马齿苋烫熟，加入香油、精盐、食醋拌匀即成。佐餐食用。

【功效主治】消炎，利尿，消肿。适用于传染性肝炎伴有黄疸者。

无花果炖猪肠

【组成】鲜无花果 10 个，猪大肠 100g，料酒、姜片、葱段、精盐、花椒、胡椒、上汤各适量。

【制法用法】将无花果洗净，切成薄片；猪大肠洗净，切成段。把无花果、猪大肠、姜片、葱段、料酒、花椒同放炖锅内，加入上汤 300ml，先用大火煮沸，再用小火炖煮 1 小时即成（食用时加入胡椒粉）。每日 1 次，每次吃猪大肠 50g，随意喝汤。

【功效主治】健胃，消肿。适用于慢性肝炎患者，兼见肠炎、

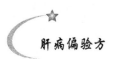

便秘、痔疮者。

山药大蒜煲牛肝

【组成】怀山药20g，大蒜30g，牛肝100g，西芹100g，黑木耳30g，料酒、姜片、葱段、精盐、酱油、白糖、植物油各适量。

【制法用法】将怀山药洗净，切片，置大火蒸熟待用；大蒜去皮、切片；西芹洗净，切段；黑木耳发透，去蒂根，撕成瓣状；把牛肝放入碗内，加入料酒、酱油、白糖、精盐拌匀，腌渍20分钟待用。把锅置大火上烧热，加入植物油，烧至六成热时，下入姜片、葱段爆香，随即下入牛肝、西芹、黑木耳、精盐、酱油、白糖，注入清水300ml，用小火煲15分钟即成。每日1次，每次吃牛肝50g，随意吃怀山药、西芹、黑木耳。

【功效主治】健脾胃，补气血。适用于慢性肝炎患者。

夜明砂猪肝

【组成】夜明砂9g，猪肝50g，鸡蛋、冰糖汁各适量。

【制法用法】将夜明砂烘干，研成细粉；猪肝洗净，剁成泥；把鸡蛋打入碗内。用纱布将猪肝包好，把猪肝汁液绞挤至鸡蛋碗内，放入冰糖汁、夜明砂粉，加20ml清水拌匀，置蒸笼内用大火蒸15分钟即成。每日1次，每次1碗，全部吃完。

【功效主治】养血补肝。适用于慢性肝炎患者，伴有肝血虚损者。

陈皮木香鸡

【组成】陈皮6g，木香6g，仔鸡肉100g，蘑菇30g，姜片、葱段、精盐、植物油各适量。

【制法用法】将木香、陈皮烘干，打成细粉；仔鸡肉洗净，切成块；蘑菇发透，去蒂根，一切两半。把炒锅置大火上烧热，加入植物油，烧至六成热时，下入姜片、葱段爆香，随即下入鸡肉、蘑菇、精盐、木香粉、陈皮，再加清水50ml，用小火煲15分钟即成。每日1次，每次吃鸡肉50g。

【功效主治】健脾和胃。适用于慢性肝炎伴有脾胃虚弱者。

北沙参煲龟肉

【组成】北沙参15g，胡萝卜100g，龟肉100g，料酒、姜片、葱段、精盐、植物油各适量。

【制法用法】将北沙参洗净，切片；胡萝卜洗净，切块；龟宰杀后，去头、尾、内脏及爪，留龟板。把炒锅置大火上烧热，加入植物油，烧至六成热时，下入姜片、葱段爆香，随即加入龟肉、胡萝卜、精盐、清水300ml，用小火煲60分钟即成。每日1次，每次吃龟肉50g，随意吃胡萝卜。

【功效主治】滋阴潜阳。适用于慢性肝炎患者。

红花山药肉麻丸

【组成】红花6g，山药粉50g，黑芝麻50g，猪肉（半肥半瘦）400g，植物油、白糖、鸡蛋、生粉、精盐各适量。

【制法用法】将猪肉洗净，放入炖锅内煮熟，捞出放入凉水内浸一下，放入盘内；将鸡蛋清、黄分开打入两个碗内，先将蛋清加豆粉（生粉）、红花、山药粉和匀（无疙瘩硬心），再加蛋黄调成稠糊。将猪肉切成丁，放入沸水锅内氽透，急捞出放入盘内晾凉，然后用蛋糊挂浆。将锅置大火上烧热，加入植物油，用筷子夹着蘸糊的猪肉丁，逐个放入油锅内炸，炸至金黄色熟透捞出；锅内放少许清水及白糖，用小火炒至糖呈金黄色时，加入炸好的猪肉丁，将炒锅端起，离开火口，不断地铲动，随即加黑芝麻，继续炒至黑芝麻都贴在猪肉丁上，倒入盘内晾凉即成。每日1次，每次食用30~50g。

【功效主治】活血，祛瘀，补肾。适用于慢性肝炎患者，伴有血瘀肺燥者。

仙人掌炒兔肉

【组成】食用仙人掌100g，兔肉50g，料酒、酱油、姜片、葱段、精盐、白糖、植物油各适量。

【制法用法】将仙人掌洗净，去皮，切薄片；兔肉去骨，洗净，切成同仙人掌同样大小的片。把仙人掌、兔肉放入碗内，加入精盐、料酒、酱油拌匀。把炒锅置大火上加入植物油，烧至六成热时，下入姜片、葱段爆香，随即下入仙人掌片、兔肉片，掌握火候，断生即成。每日1次，每次吃兔肉、仙人掌各50g。

【功效主治】养阴补血。适用于慢性肝炎伴有脾胃虚弱者。

鸡骨草柴胡瘦猪肉

【组成】鸡骨草60g，猪瘦肉100g，柴胡10g，精盐、香油、味精各适量。

【制法用法】将鸡骨草、猪瘦肉、柴胡洗净，放入锅中加水适量，煮2~3小时后，去渣，加入精盐、香油、味精调味即成。佐餐，每日1次，连服数日。

【功效主治】疏肝散瘀。适用于慢性肝炎患者。

苡仁丹参炖猪爪

【组成】薏苡仁 30g，丹参 9g，猪爪（猪脚）2 只，料酒、精盐、姜片、葱段各适量。

【制法用法】将丹参润透，切片；薏苡仁洗净，去杂质；猪爪用镊子夹去残毛，洗净，顺切两半。把猪爪、丹参、葱段、姜片、精盐、料酒同放盆内，腌渍 30 分钟，然后放入炖锅内，加入清水 600ml，先用大火煮沸，再用小火炖煮 90 分钟即成。每日 1 次，每次吃猪爪半只，喝汤。

【功效主治】利湿消肿。适用于慢性肝炎患者。

五、主食类偏方

青元饭

【组成】薏苡仁 30g，鲜豌豆 50g，大米 150g。

【制法用法】将薏苡仁、豌豆、大米淘洗干净，同放入电饭煲内，加水适量，如常规煲饭熟即成。每日 2 次，每次 60~100g，作主食食用。

【功效主治】祛湿热，利小便。适用于慢性肝炎患者。

甘草绿豆煲米饭

【组成】生甘草 30g，绿豆 100g，大米 100g。

【制法用法】将生甘草切片；绿豆、大米淘洗干净。把大米、生甘草、绿豆同放锅内，如常规加水煲饭，煲熟即成。每日 2 次，每次 100g，早晚当主食食用。

【功效主治】生津，清热。适用于中毒性肝炎不欲饮食者。

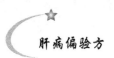

红花山药包子

【组成】红花6g，山药30g，猪瘦肉50g，面粉、发面粉、姜末、胡椒粉、香油、料酒、精盐、酱油、葱花、上汤各适量。

【制法用法】将山药烘干，打成细粉，同面粉混匀；红花洗净待用。将面粉倒在案板上，加入发面粉、水少许，揉成面团，令其发酵；将猪肉剁成泥，放入盆内，加入酱油、姜末、精盐、香油、料酒、葱花、胡椒粉、上汤、红花、搅拌成馅。待面团发成后，加入碱水适量，揉匀，试剂子酸碱度是否合适，然后搓成3~4cm粗条，按量揪成15个剂子，把剂子用擀面杖擀成圆面皮，逐个包成包子生坯；将包子生坯放入蒸笼内，大火、大汽上笼，蒸15分钟即成。每日1次，每次吃5个小包子。

【功效主治】活血祛瘀。适用于慢性肝炎兼有血瘀者。

红花鸡肝饼

【组成】红花6g，鸡肝50g，面粉、精盐、葱花、植物油各适量。

【制法用法】将鸡肝除去苦胆，洗净，剁成末，加入精盐、红花拌匀，倒入面粉中，加水适量，揉成面团，搓成直径3~4cm的粗条，切成4cm长的小团，用擀面杖擀成小饼。炒锅置大火上烧热，加入植物油，烧至六成热时，放入鸡肝饼生坯，炸至黄色翻个，再炸另一面，两面均成金黄色时捞起，沥干油即成。每日1次，每次50g，佐粥食用。

【功效主治】养血祛瘀。适用于慢性肝炎患者。

茯苓豆蔻馒头

【组成】茯苓30g，豆蔻15g，面粉、白糖、发酵粉、食碱各适量。

【制法用法】将茯苓烘干，打成细粉；豆蔻去壳，研成细粉。把茯苓、豆蔻粉同面粉混匀，加水、发酵粉，揉成面团，发酵后，加入碱水，试好酸碱度合适，制成馒头生坯；把馒头生坯放入蒸笼内，用大火、大汽蒸 15 分钟即成。每日 1 次，每次 60~100g，作早餐食用。

【功效主治】化湿，行气。适用于慢性肝炎兼有脾胃失调者。

丹参玉米糊

【组成】丹参 6g，玉米 100g，白糖适量。

【制法用法】将丹参润透、切片；玉米烘干，打成粗粉，放入盆内，加入少许清水调匀待用。丹参放入锅内，加水 100ml，煮 25 分钟，除去丹参，用纱布过滤待用。把锅内加水 500ml，再把药汁注入锅中，置大火上煮沸，加入白糖，然后将事先调好的玉米粉徐徐倒入沸水锅内，搅匀，煮成糊即成。每日 1 次，每次吃糊 100g。

【功效主治】利小便。适用于肝炎兼有小便不畅者。

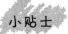

肝脏疾病的饮食要求

合理营养是肝脏疾病治疗的基本措施。要尽量减轻肝代谢负担，同时给予足够的营养以保护肝脏，并促使肝组织与功能恢复。应给予适量的蛋白质、高糖类、高维生素、低脂肪饮食。蛋白质、糖类、脂肪代谢在生物氧化中起重要作用，有利于肝功能恢复。当患者食欲好转后适当给予高蛋白、高热能饮食。对于重症肝炎伴有肝衰竭者，应严格控制蛋白质摄入，豆类蛋白质含有多量的支链氨基酸，有保护肝功能、预防肝性脑病的作用，并且比动物蛋白更容易纠正负氮平衡，有利于改善肝功能和全身状况，故对重症肝病患者较适宜。慢性肝炎时，饮食应适当增加蛋白质和维生素，脂肪不必过分限制。对于肝脏疾病患者应严格禁止饮酒，因为酒精对肝有直接毒害作用，也可导致营养失调。

　　肝脏疾病患者常有厌食、食欲缺乏、脂肪吸收障碍等，因此不能强迫进食，食物供给宜量少、质精、易消化，尽可能照顾患者口味，并注意其吸收利用情况。

第二章　肝硬化

肝硬化是一种常见的由不同病因引起的慢性、进行性、弥漫性肝病，导致广泛的肝实质损害，肝细胞坏死，纤维组织增生，肝正常结构紊乱，质地变硬，可并发脾肿大、腹水、浮肿、黄疸、食道静脉曲张、出血、肝性昏迷等。在我国肝硬化较多见，大多数为肝炎后肝硬化，少部分为酒精性肝硬化和血吸虫性肝硬化。

中医学认为本病属"臌胀""单腹胀"等范畴。

第一节　中药内服偏验方

调营汤加减

【组成】当归、川芎、赤芍、莪术、瞿麦、茯苓、陈皮各10g，槟榔、延胡索、大腹皮各15g，肉桂5g，甘草6g。

【制法用法】日1剂，水煎服。

【功效主治】活血化瘀，行气利水。主治肝硬化。

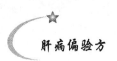

舒肝饮

【组成】鳖甲 16g, 丹参、茯苓各 13g, 白术、当归身、白芍、泽泻各 10g, 郁金 9g, 青皮 6g, 枳壳 7g, 木香 5g, 炙甘草 3g。

【制法用法】水煎服。每日 1 剂, 日服 2 次。

【功效主治】疏肝理脾, 行气活血。主治肝硬化之肝脾血瘀、水湿内困。

补肝汤

【组成】附子、白术、白芍各 9g, 桂枝 6g, 炙甘草、青皮、陈皮各 4.5g, 当归 12g, 鸡血藤 15g。

【制法用法】水煎服。每日 1 剂, 日服 2 次。

【功效主治】温阳, 理气, 养血。主治肝硬化之肝气虚、脾阳弱、气血两亏。

强肝软坚汤

【组成】丹参、黄芪各 30g, 当归、白芍、郁金、丹皮各 12g, 栀子、白术、茯苓、生地黄、鳖甲、茵陈各 10g。

【制法用法】水煎服。每日 1 剂, 日服 3 次。

【功效主治】补气养血, 活血化瘀。主治肝硬化。

健脾行水汤

【组成】太子参、茯苓、泽泻、大腹皮、车前子（包）12g, 紫丹参、马鞭草各 12g, 白术、猪苓各 10g, 木香 6g。

【制法用法】水煎服。每日 1 剂, 日服 3 次。

【功效主治】健脾, 行水, 化瘀。主治肝硬化。

运脾汤

【组成】苍术、炒鸡内金、莪术各 6g，山楂、神曲、党参各 10g，麦芽 15g，茯苓 12g，陈皮 8g。

【制法用法】诸药水煎取汁 150ml。每日 1 剂，分 3 次服，6 天为 1 疗程。

【功效主治】运脾开胃。主治肝硬化之脾胃不和。

运脾活血汤

【组成】生蒲黄、神曲、谷芽、麦芽各 10g，三棱、莪术各 15g，怀山药、白扁豆、丹参、赤芍各 30g。

【制法用法】水煎服。每日 1 剂。服 3~6 个月。

【功效主治】健脾活血。主治早期肝硬化。

丹芍软肝汤

【组成】丹参、赤芍、川芎、桃仁、红花各 15g。

【制法用法】水煎服。每日 1 剂。

【功效主治】活血化瘀。主治早期肝硬化。

消瘀汤

【组成】牡蛎 30g，鳖甲、党参各 15g，鸡内金 9g，三棱、莪术、赤芍、茯苓、当归各 10g，枳壳、川芎各 6g，柴胡、青皮各 5g。

【制法用法】水煎服。每日 1 剂。

【功效主治】理气活血，破瘀散结。主治肝硬化。

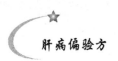

健肝软坚汤

【组成】丹参、鳖甲各 30g，黄芪 25g，党参 20g，白术、郁金、柴胡、枸杞子各 10g，茯苓 15g，当归、怀山药各 12g。

【制法用法】水煎服。每日 1 剂，疗程 1 年。

【功效主治】补气活血，疏肝化瘀。主治早期肝硬化。

活血化瘀汤加减

【组成】生地黄、紫丹参各 15g，土鳖虫、赤芍、桃仁各 12g，当归 10g。

【制法用法】水煎服。每日 1 剂。服 2~3 个月。

【功效主治】活血化瘀。主治肝炎后肝硬化。

芪苓汤

【组成】黄芪 25g，党参 20g，白术、郁金、柴胡、枸杞子各 10g，茯苓 15g，当归、山药各 12g，赤芍 60g，丹参、鳖甲各 30g。

【制法用法】水煎服。每日 1 剂，3 个月为 1 个疗程。

【功效主治】活血疏肝，益气健脾。主治早期肝硬化。

荣肝汤

【组成】王不留行、白芍、当归、党参各 12g，炒白术、炒苍术、木香、佛手、香附各 10g，茵陈、山楂、泽兰、生牡蛎各 15g。

【制法用法】水煎服。分 2 次服，每日 1 剂。

【功效主治】健脾疏肝，清热利湿。主治慢性肝炎、早期肝硬化（肝郁脾虚）。

苍牛防己汤

【组成】苍术、白术、川牛膝、怀牛膝、防己、大腹皮各 30g。

【制法用法】水煎服。分 2 次服，每日 1 剂。

【功效主治】健脾，活血，行水。主治水臌（肝硬化腹水）。

海藻消臌汤

【组成】川厚朴 50g，海藻 40g，茯苓 60g，牵牛子 30g，白术 25g，槟榔 20g，人参、木香各 15g。

【制法用法】水煎服。分 2 次服，每日 1 剂。

【功效主治】行气逐水，益气健脾。主治肝硬化腹水。

浚川汤

【组成】醋甘遂、醋芫花、醋大戟各 9g，牵牛子 10g，大腹皮、厚朴、木香各 12g，生薏苡仁、茯苓各 30g。

【制法用法】水煎服。每日 1 剂，煎 2 次，分 2 次服，得泻则止服。

【功效主治】泻下逐水，健脾渗湿。主治肝硬化腹水。

软肝化癥汤

【组成】当归、泽泻、鸡内金各 10g，白芍、板蓝根、怀山药、丹参、片姜黄、茵陈各 20g，茯苓 15g，三七 6g。

【制法用法】水煎服。每日 1 剂。

【功效主治】益气健脾，逐水化痞。主治肝硬化腹水。

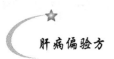

消臌方

【组成】苍术、大腹皮、白术、牛膝各 20g，防己、槟榔各 15g。

【制法用法】水煎服。每日 1 剂。

【功效主治】健脾燥湿，行气利水。主治肝硬化腹水。

丑商棱蓬汤

【组成】牵牛子（打碎）、茯苓皮、白术、葶苈子各 15g，泽泻、猪苓、丹参各 10g，商陆、三棱、蓬莪术、郁金、枳实、青皮各 7.5g。

【制法用法】水煎 2 次。每日 1 剂，分 2 次服。

【功效主治】逐水消肿，行气健脾。主治肝硬化腹水。

黄芪丹参汤

【组成】生黄芪 20g，白术 12g，丹参、菌灵芝各 15g，广郁金、肥猪苓、建泽泻、车前子各 10g。

【制法用法】水煎服。早晚分服，每日 1 剂。

【功效主治】益气，化瘀，行水。主治肝硬化腹水。

五参五皮饮

【组成】五参（丹参、党参、苦参、玄参、沙参）、五皮（茯苓皮、生姜皮、大腹皮、桑白皮、青皮）各 10g。

【制法用法】水煎服。每日 1 剂。

【功效主治】益气养阴，利水消胀。主治肝硬化腹水，症见腹臌胀痛者。

补肾养血汤

【组成】盐枸杞子、制巴戟天、制续断、当归、酒白芍、炒枳壳、泽泻、木瓜、萆薢各9g，川厚朴6g，汉防己、云茯苓各12g，北黄芪15g，竹茹30g。

【制法用法】水煎服。每日1剂。

【功效主治】补肝益肾，益气除湿。主治肝硬化腹水恢复期。

益气养阴汤加减

【组成】党参、茯苓、马兰各15g，白术、陈皮、厚朴、泽泻、大腹皮、沙参、玉竹、麦冬各10g，枳实、炙甘草各6g。

【制法用法】水煎服。每日1剂。

【功效主治】益气养阴。主治肝硬化腹水。

滋补肝肾治臌汤

【组成】生地黄、郁金各10g，怀山药12g，山茱萸、白茅根、车前子、冬瓜皮各15g，石斛、丹参各30g，牡丹皮、女贞子各9g，楮实子20g。

【制法用法】水煎服。每日1剂。

【功效主治】滋补肝肾，利水消臌。主治肝硬化腹水。

保肝利胆汤

【组成】鲜白茅根60g，鸡内金6g，女贞子、墨旱莲、柏子仁各12g，生地黄15g，冬瓜皮、陈葫芦、车前子各9g。

【制法用法】水煎服。每日1剂。

【功效主治】养肝益肾，利水消肿。主治肝硬化腹水者。

肝硬化中医辨证方法

肝硬化中医属"积聚""臌胀""黄疸"等病范畴。可分为以下几型。

1. 湿热夹瘀

身目发黄，脘腹痞满，恶心欲吐，口干不欲饮，纳差厌油，身重体困，胁下癥块坚硬或有压痛，腹壁青筋显露，腹水或多或少，小便黄如浓茶，大便或干或溏，舌暗红，苔黄腻，舌下静脉瘀血，脉弦滑或弦涩。

2. 肝脾不和

纳差，嗳气，脘腹胀满，胸胁窜痛，倦怠乏力，大便溏泄，肝大，质稍硬，舌淡胖大有齿痕，脉弦细。肝功能可有轻度损害，多见于坏死后性肝硬化缓解期。

3. 脾阳不运

面黄而晦暗不泽，腹水转多，纳呆腹胀，形寒畏冷，倦怠乏力，活动则喘息气促，下肢水肿，大便溏泄，次多量少，小便短少而黄，舌苔白腻，质淡体胖；脉沉迟而弱。

4. 阴虚阻络

形瘦神萎，腰背劳困，腹部膨隆，青筋显露，午后低热，口干咽燥，时有鼻出血，牙龈出血，或有蛛丝赤缕，小便短赤，大便干结或有黑粪，舌红少津，苔黄而干或剥脱，脉弦数或涩。多见于坏死后肝硬化晚期。

第二节　食疗偏方

一、茶饮类偏方

麦芽山楂枣仁饮

【组成】炒麦芽 15g，炒山楂 15g，炒枣仁 60g，红糖适量。

【制法用法】将麦芽与山楂、炒枣仁水煮，去渣取汁，加红糖拌匀即成。随意饮用。

【功效主治】健脾和胃。适用于肝硬化之睡卧不宁患者。

参梨饮

【组成】人参 6g，梨汁 100ml。

【制法用法】将人参放入碗中，加适量水，然后隔水炖 30~60 分钟，取出待用；生梨适量粉碎取汁 100ml，加入人参液中即成。每日分 2 次服完，可长期服用。

【功效主治】补气滋阴。适用于气阴两亏型肝硬化患者。

复方玉米须饮

【组成】玉米须 30g，冬瓜皮、茯苓皮各 15g。

【制法用法】将玉米须、冬瓜皮、茯苓皮用水煎，去渣即成。

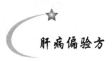

作饮料常饮用。

【功效主治】清热利尿。适用于肝硬化腹水患者。

五味龙眼洋参茶

【组成】五味子 5g，西洋参 5g，龙眼肉 5g，冰糖 20g。

【制法用法】将五味子洗净，去杂质；西洋参润透、切成片；龙眼肉洗净，去杂质；冰糖打碎。把五味子、西洋参、龙眼肉、冰糖一同放入炖锅内，加水 250ml，置大火上煮沸，改用小火炖煮 25 分钟即成。每日代茶饮。

【功效主治】益气生津。适用于肝硬化患者。

五味大枣茶

【组成】五味子 10g，大枣 5 枚，冰糖 20g。

【制法用法】将五味子洗净，去杂质；大枣洗净，去核；冰糖打碎。把五味子、冰糖、大枣同放炖锅内，加入清水 250ml，置大火上煮沸，再用小火炖煮 25 分钟即成。每日代茶饮。

【功效主治】滋肾，生津。适用于肝硬化转氨酶增高患者。

佛花茶

【组成】佛手 9g，玫瑰花 6g。

【制法用法】将上 2 味共放入杯中，用开水沏即成（可反复冲泡数次）。代茶饮。

【功效主治】疏肝理气。适用于早期肝郁脾虚之肝硬化患者。

二、粥类偏方

茯苓赤小豆粥

【组成】茯苓 15g，赤小豆 50g，大米 100g。

【制法用法】将茯苓打成细粉；赤小豆洗净，去杂质，用水浸泡 2 小时；大米淘洗干净。把大米、赤小豆放入锅内，注入清水 800ml，用大火煮沸，改用小火炖煮 40 分钟后，加入茯苓粉，再煮 10 分钟即成。每日 1 次，每次吃粥 100g。

【功效主治】除湿利水。适用于肝硬化腹水患者。

五味子粥

【组成】五味子 10g，大米 100g。

【制法用法】将五味子洗净，去杂质；大米淘洗干净。把大米、五味子放入锅内，加清水 600ml，大火上煮沸，打去浮沫，改用文火煮 40 分钟即成。每日 1 次，每次吃粥 80~100g。

【功效主治】益气生津。适用于肝硬化患者。

复方赤豆粥

【组成】赤小豆、薏苡仁、大米各 30g，陈皮末 3g。

【制法用法】将上述 4 味入锅中，加适量水共煮为粥即成。每日 2 次饮服。

【功效主治】利水消肿。适用于肝硬化患者。

紫菜赤豆粥

【组成】紫菜 30g，赤小豆 100g，粳米 200g。

【制法用法】将紫菜发透，撕开成丝，沥干水分。把赤小豆、粳米入锅内，加入清水 1500ml，煎煮半小时后加入紫菜，再煮15 分钟即成。每日 1 次，佐餐，可经常食用。

【功效主治】养血利尿。适用于肝硬化所致腹水患者，以及贫血者。

桃仁粥

【组成】桃仁 15g，粳米 50g。

【制法用法】将粳米淘洗干净；桃仁去皮，放入锅中，加水500ml，小火煎约 30 分钟，取药液，弃渣。用桃仁液和粳米同煮，加水适量，大火煮开后，小火煮至米粥即成。每日 1 次，空腹食用。

【功效主治】润肠通便。适用于肝硬化患者。

茵陈大枣五味粥

【组成】大枣 10 枚，茵陈 10g，五味子 5g，大米 100g。

【制法用法】将大枣洗净，去核；茵陈洗净，用纱布包好，放入炖锅内，加水 80ml，煎煮 25 分钟，去茵陈，留汁液待用；五味子、大米淘洗干净，去杂质。把大米、茵陈药液、大枣、五味子同放锅内，加水 500ml，置大火上煮沸，改用小火炖煮 40 分钟即成。每日 1 次，每次吃粥 100g。

【功效主治】滋养肝肾。适用于肝硬化患者。

赤小豆鸭肉粥

【组成】赤小豆 50g，大米 100g，鸭肉 50g，姜末、葱花、精盐、大蒜末各适量。

【制法用法】将赤小豆洗净，去杂质，浸泡 2 小时；鸭肉洗净，去骨，切成肉粒；大米淘洗干净。把大米放入锅内，加入赤小豆，注入清水 600ml，大火煮沸，再加入鸭肉、姜末、葱花、蒜片、精盐同煮，用小火继续煮 45 分钟即成。每日 1 次，每次吃粥 100g。

【功效主治】利水消肿。适用于肝硬化腹水患者。

三、汤羹类偏方

赤豆鲤鱼汤

【组成】鲤鱼 1 条（约 500g），赤小豆 120g，陈皮 6g，白糖适量。

【制法用法】将鲤鱼去鳞杂，洗净，加陈皮、赤小豆共煮，以烂为度，可加适量白糖即成。佐餐，吃鱼喝汤。

【功效主治】健脾，利尿。适用于肝硬化、肝腹水患者。

车前草黄瓜汤

【组成】车前草 20g，黄瓜 100g，姜丝、葱段、精盐各适量。

【制法用法】将车前草洗净；黄瓜洗净去瓤，切薄片。把车前草、黄瓜、姜丝、葱段、精盐放入炖锅内，加水 300ml，置大火上煮沸，改用小火煮 30 分钟即成。喝汤，吃黄瓜。

【功效主治】清热，利水。适用于肝硬化患者。

双豆海参汤

【组成】赤小豆 50g，绿豆 50g，海参 2 只，姜、葱、精盐、大蒜、料酒各适量。

【制法用法】将赤小豆、绿豆洗净，去杂质，用清水浸泡 2 小时；海参泡发好备用；姜拍松，葱切段。把双豆、海参、姜块、葱段、大蒜、料酒、精盐放入炖锅内，注入清水 500ml，置大火上煮沸，打去浮沫，改用小火炖煮 1 小时即成。每日 2 次，吃鸭肉喝汤，随意吃豆。

【功效主治】补气血，消腹水。适用于肝硬化腹水患者。

玉米须黑豆猪肉汤

【组成】玉米须 30g，黑豆 50g，猪瘦肉 100g，姜片、葱段、精盐、大蒜各适量。

【制法用法】玉米须洗净，黑豆洗净，猪瘦肉洗净并切块，大蒜去皮后切片。把玉米须、黑豆、猪瘦肉、大蒜、姜片、葱段、精盐同放炖锅内，加水 500ml，置大火上煮沸，用小火炖煮 1 小时即成。每日 1 次，每次吃猪肉 50g，随意喝汤吃豆。

【功效主治】平肝利胆。适用于肝硬化，兼有胆石症患者。

猪脾杨桃汤

【组成】猪脾 1 具，杨桃 100g，姜片、精盐、味精、香油各适量。

【制法用法】将猪脾、杨桃分别洗净，切块，注入清水适量，煮开后，加入姜片、精盐，小火煮熟，下入味精，淋香油即成。佐餐，分 1~2 次趁热服。

【功效主治】健脾利湿。适用于慢性肝炎、肝硬化、肝脾大患者。

鲫鱼黄芪汤

【组成】黄芪 30g，活鲫鱼 1 条（重约 400g），酱油、葱、精盐、上汤、姜、味精各适量。

【制法用法】将鲫鱼去鳞及内脏，抠去鳃，洗净；黄芪切片，洗净，用纱布袋装好，扎紧口。先将盛黄芪的药袋入锅，加水适量，煮约半小时，再下鲫鱼同煮，待鱼熟后，捞去药袋，加入酱油、姜、葱、精盐、味精调味即成。佐餐食用。

【功效主治】健脾和胃。适用于肝硬化腹水患者。

三豆白鸭汤

【组成】赤小豆 50g，绿豆 50g，蚕豆 50g，白鸭 1 只（约 1000g），姜、葱段、精盐、大蒜、料酒各适量。

【制法用法】将三豆洗净，去杂质，用清水浸泡 2 小时；白鸭宰杀后，去毛、内脏及爪；姜拍松。把三种豆子、白鸭、姜、葱、大蒜、料酒、精盐放入炖锅内，注入清水 1500ml，置大火上煮沸，打去浮沫，改用小火炖煮 1 小时即成。每日 2 次，吃鸭肉喝汤，随意吃豆子。

【功效主治】补气血，消腹水。适用于肝硬化腹水患者。

大枣鳖甲汤

【组成】鳖甲 15g，大枣 10 枚，食醋、白糖适量。

【制法用法】将鳖甲拍碎，大枣洗净，两者共放入锅中，加水适量，置于小火上慢炖 1 小时，加入白糖、食醋稍炖即成。佐餐，可长期服用。

【功效主治】滋阴潜阳。适用于肝硬化初期患者。

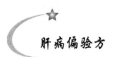

四、菜肴类偏方

赤小豆冬瓜炖黑鱼

【组成】鲜黑鱼 250g，连皮冬瓜 500g，赤小豆 100g，葱头 3 个，姜、葱、精盐、大蒜、料酒各适量。

【制法用法】将黑鱼去鳞、去肠杂，洗净；冬瓜洗净，切片；葱头切片。把黑鱼、葱头、冬瓜、赤小豆放入锅中，加适量清水，加入各种调料，共炖熟烂即成。佐餐食用。

【功效主治】补脾，利水。适用于肝硬化腹水，以及慢性肾炎所致水肿患者。

瓜蒌大腹皮炖猪肚

【组成】瓜蒌 20g，大腹皮 25g，猪肚 1 个，姜、葱、精盐、大蒜各适量。

【制法用法】将大腹皮洗净，瓜蒌洗净；猪肚洗净，放沸水中汆透，捞起待用；姜切片、葱切段；大蒜去皮，切片。大腹皮、瓜蒌放入猪肚内，把猪肚放炖锅内，加水 1500ml，放入精盐、姜片、葱段、大蒜，置大火上煮沸，再用小火炖煮 1 小时即成。每日 1 次，每次吃猪肚 50g，随意喝汤。

【功效主治】散结，利水。适用于肝硬化兼有糖尿病患者。

红糖谷糠蒸黄鸡

【组成】红糖 150g，谷糠 150g，黄鸡 1 只（约 600g），姜 5g，葱 5g，精盐 5g，大蒜适量。

【制法用法】将鸡宰杀后，去毛、内脏及爪；谷糠碾成细末。

把鸡放入沸水锅内汆去血水，放入蒸盆内，加入姜、葱、精盐，把谷糠、红糖放入鸡腹内，注入清水 300ml，放入蒸笼内，用大火、大汽蒸 1 小时即成。每日 1 次，每次吃鸡肉 50g，随意喝汤。

【功效主治】补血，健脾。适用于肝硬化腹水患者。

大枣五味炖兔肉

【组成】大枣 10 枚，黑豆 150g，五味子 10g，兔肉 200g，荸荠 100g，姜片、葱段、大蒜、精盐、上汤各适量。

【制法用法】将大枣洗净，去核；黑豆洗净，去杂质，发透；五味子洗净，去杂质；兔肉洗净，切成块；荸荠去皮，一切两半。把兔肉、大枣、黑豆、五味子、荸荠、姜片、葱段、大蒜、精盐同放炖锅内，注入上汤（或清水）500ml，置大火上煮沸，打去浮沫，用小火煲 50 分钟至黑豆熟透即成。每日 1 次，每次吃兔肉 50g，随意喝汤吃豆。

【功效主治】补肝益肾。适用于肝硬化患者。

五味子炖鸡

【组成】五味子 10g，鸡肉 200g，西芹 200g，蘑菇 30g，上汤、料酒、姜、葱、精盐、大蒜、植物油各适量。

【制法用法】将五味子洗净，去杂质；鸡肉洗净，切成块；西芹洗净，切成段；蘑菇发透，去蒂根，撕成瓣状；姜切片，葱切段，大蒜去皮，切片。把炒锅放在大火上烧热，加入植物油，烧至六成热时，下入姜、葱、蒜爆香，随即加入鸡肉滑透，再加入西芹、蘑菇、五味子、精盐，加上汤，用小火炖 35 分钟即成。每日 1 次，每次吃鸡肉 50g，随意吃西芹、蘑菇。

【功效主治】生津安神。适用于肝硬化兼有神经衰弱患者。

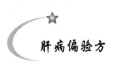

田七郁金蒸乌鸡

【组成】田七 6g，郁金 9g，乌鸡 1 只（约 500g），料酒、姜片、葱段、精盐、大蒜各适量。

【制法用法】将田七切成小颗粒（绿豆大小）；郁金洗净，润透，切片；鸡宰杀后，去毛、内脏及爪；大蒜去皮，切片。乌鸡放入蒸盆内，加入姜片、葱段，在鸡身上抹匀料酒、精盐，把田七、郁金放入鸡腹内，注入清水 300ml，置蒸笼内，用大火大气蒸 50 分钟即成。每日 1 次，吃鸡肉 50g，佐餐食用。

【功效主治】补血，祛瘀。适用于肝硬化患者。

枳壳砂仁炖猪肚

【组成】枳壳 9g，砂仁 3g，赤小豆 30g，猪肚 1 个，料酒、精盐、姜片、葱段、蒜片各适量。

【制法用法】将枳壳润透，切丝；砂仁烘干，打成粉；赤小豆洗净，去杂质；猪肚洗净。把赤小豆、枳壳、砂仁粉放入猪肚内，然后放炖锅内，加入姜片、葱段、精盐、蒜片，注入清水 1500ml，置大火煮沸，用小火炖煮 1 小时即成。每日 1 次，每次吃猪肚 50g。

【功效主治】行气，健脾。适用于肝硬化腹水患者。

茵陈大枣煲蚌肉

【组成】茵陈 10g，大枣 10 枚，蚌肉 100g，西兰花 100g，姜片、葱段、蒜片、精盐、植物油各适量。

【制法用法】将茵陈用炖杯加水 100ml，熬取汁液，去茵陈待用；大枣去核，洗净；蚌肉洗净，切薄片；西兰花洗净，撕成小朵。把炒锅置大火上烧热，加入植物油，烧至六成热时，加入姜片、葱段、蒜片爆香，随即下入蚌肉、西兰花、精盐，炒匀，加入茵陈药液、红枣及清水 200ml，用小火煲 30 分钟即成。每日 1 次，每次吃蚌肉 50g。

【功效主治】滋阴，平肝。适用于肝硬化患者。

茵陈香菇煲墨鱼

【组成】茵陈蒿 50g，香菇 30g，墨鱼 100g，精盐、姜丝、葱段、鸡汤、植物油各适量。

【制法用法】将茵陈蒿洗净，去杂质；香菇发透，去根蒂，一切两半；墨鱼洗净，切成块。把炒锅置大火上烧热，放植物油烧至六成热时，加入姜丝、葱段爆香，下入香菇、茵陈蒿、精盐、鸡汤，用小火煲 10 分钟即成。每日 1 次，佐餐食用。

【功效主治】疏肝利胆。适用于肝硬化之身体虚弱患者。

鸡冠花炖猪肺

【组成】白鸡冠花 20g，猪肺 100g，冰糖适量。

【制法用法】将白鸡冠花洗净，用纱布袋装好封口；猪肺洗净，切成颗粒状，冰糖打碎。把白鸡冠花、冰糖、猪肺同放炖锅内，加水 200ml，置大火上煮沸，改用小火炖煮 50 分钟即成。每日 1 次，每次食用 1 杯。

【功效主治】清热解毒，凉血止血。适用于肝硬化腹水兼有出血患者。

黄芪鲫鱼炖豆腐

【组成】鲫鱼 500g，黄芪 30g，豆腐 250g，精盐、植物油、

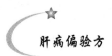

葱、姜各适量。

【制法用法】将鲫鱼去杂，洗净，用植物油煎至半熟，加入黄芪、水、精盐、葱、姜炖至八成熟，放豆腐炖熟即成。佐餐，吃肉喝汤。

【功效主治】健脾，利湿。适用于黄疸和腹水的肝硬化患者。

山楂大枣蒸红斑鱼

【组成】山楂片 15g，大枣 12 枚，红斑鱼 1 尾（约 1000g），精盐、酱油、料酒、姜、葱、鸡汤、植物油适量。

【制法用法】将山楂洗净，切片；大枣洗净，去核；红斑鱼去鳞、鳃及内脏；姜切片、葱切段。把红斑鱼放在蒸盆内，抹上酱油、料酒、精盐，放上姜、葱，并加入鸡汤、大枣及山楂片，置蒸笼内大火大气蒸 30 分钟即成。每日 1 次，每次食红斑鱼 100g，吃山楂、大枣。

【功效主治】化湿，健脾。适用于肝硬化之身体虚弱患者。

红枣茵陈烧龟肉

【组成】大枣 10 只，茵陈蒿 30g，乌龟 1 只（200g），精盐、姜片、葱段、鸡汤、植物油各适量。

【制法用法】将红枣、茵陈蒿洗净；乌龟宰杀后，去头、尾、爪及内脏，切成块，留下龟板。把炒勺放在大火上，加入植物油，烧至六成热时，加入姜片、葱段爆香，下入龟肉炒 2 分钟，加入鸡汤、精盐、茵陈蒿、大枣，烧至浓稠肉熟即成。每周 1 次，佐餐食用。

【功效主治】清湿热，补气血。适用于肝硬化之身体虚弱患者。

怀山芹菜炒肉丝

【组成】怀山药 12g，芹菜 300g，猪瘦肉 100g，鸡蛋 1 个，精盐、姜丝、葱段、鸡汤、植物油各适量。

【制法用法】将怀山药洗净，切细丝；芹菜洗净，切段；猪瘦肉洗净，切丝。鸡蛋、生粉、精盐同瘦肉加水拌匀挂浆。把炒锅置大火上烧热，加入植物油，烧至六成热时，下入姜片、葱段爆香，随即投入猪瘦肉丝炒匀，加入芹菜、怀山药丝翻炒，断生即成。每日 1 次，每次吃瘦肉 30~50g，随意吃芹菜。

【功效主治】平肝，健脾。适用于肝硬化患者。

芪精桃仁煨乳鸽

【组成】乳鸽 1 只（约 500g），黄芪 20g，黄精 15g，败酱草 15g，桃仁 12g，精盐、葱、姜、料酒各适量。

【制法用法】将乳鸽宰杀，去毛弃肠洗净后，切成块待用；将上述药物洗净，放于烧锅内，加水适量煮沸，再用小火煎 20 分钟，去渣存汁。将乳鸽放入锅中，加精盐、葱、姜、料酒适量，煮熟即成。佐膳食用。

【功效主治】补气活血。适用于气血亏虚型肝硬化患者。

蒜蓉拌茄瓜

【组成】大蒜 30g，茄子 200g，葱、精盐、香油、酱油各适量。

【制法用法】将大蒜去皮，捣成蒜蓉待用。茄子洗净，一切两半，上笼用大火、大汽蒸 25 分钟，出笼后，把茄子放入盆内，加入蒜蓉、香油、精盐、酱油拌匀即成。佐餐食用，常用菜肴。

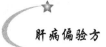

【功效主治】清热开胃。适用于肝硬化之食欲缺乏患者。

乌参煲西芹

【组成】水发海参 200g，西芹 100g，枸杞子 15g，精盐、姜片、葱段、植物油、鸡汤各适量。

【制法用法】将海参用水发透，去肠洗净，切薄片（顺海参长度切）；西芹洗净，切成段；枸杞子洗净，去杂质。把锅置大火上烧热，加入植物油，烧至六成热时，下入姜片、葱段爆香，加入海参、西芹、枸杞子、精盐、鸡汤炒匀，用小火煲 25 分钟即成。每日 1 次，佐餐食用，10 日为 1 个疗程。

【功效主治】补肾，养肝。适用于肝硬化之营养不良患者。

藕汁炖鸡蛋

【组成】藕汁 30ml，鸡蛋 1 个，冰糖适量。

【制法用法】将鸡蛋打开搅匀后加入藕汁，拌匀后加少许冰糖稍蒸熟即成。每日 1 次，每次 1 杯。

【功效主治】清热消积。适用于肝硬化患者。

蒿芩蒸鳜鱼

【组成】鳜鱼 1 条（约 500g），青蒿、黄芩各 9g，地骨皮 18g，秦艽 18g，酱油、葱、精盐、上汤各适量。

【制法用法】将鳜鱼除鳞及内脏，清洗干净，放入蒸盆内，抹上酱油、精盐，放入姜、葱，注入上汤，加入上述中药，置蒸笼内，用大火大气蒸 35 分钟即成。每日 1 次，吃鱼肉，随意喝汤。

【功效主治】滋阴清热。适用于肝硬化症见发热者。

佛手青皮甲鱼

【组成】佛手 30g，青皮 15g，甲鱼 150g，精盐、葱、姜各适量。

【制法用法】将佛手、青皮、甲鱼、精盐、葱、姜共蒸至熟烂即成。佐餐食用，每周 1 次。

【功效主治】滋阴，散结。适用于肝硬化患者。

玉米穗烧鲫鱼

【组成】玉竹 15g，玉米穗 50g，鲫鱼 500g，精盐、料酒、姜丝、葱段、鸡汤、植物油各适量。

【制法用法】将玉竹洗净，切成段；玉米穗（有罐头产品）备齐；鲫鱼去鳞及内脏，洗净，切块。把锅置大火烧热，加入植物油，烧至六成热时，下入葱段、姜丝爆香，加入鲫鱼、玉竹、玉米穗、精盐、鸡汤，烧至浓稠即成。每日 1 次，佐餐食用。

【功效主治】滋阴，利尿。适用于肝硬化腹水，症见口咽干燥者。

马齿苋白菜

【组成】马齿苋 50g，白菜、精盐、姜、葱、植物油各适量。

【制法用法】将马齿苋洗净，去杂质；白菜洗净，切成段；姜拍松，葱切段。锅置大火上，放入植物油，烧至六成热时，加入姜、葱段爆香，加入清水 1000ml，下入马齿苋、白菜煮熟即成。佐餐食用，可长期食用。

【功效主治】清热，利水。适用于肝硬化腹水，症见小便赤黄不畅者。

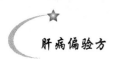

二参蒸甲鱼

【组成】太子参10g，党参12g，甲鱼1只（约300g），精盐、姜、葱、鸡汤、植物油适量。

【制法用法】将太子参洗净，去杂质；党参洗净，切薄片；甲鱼宰杀后，去头及内脏、爪、尾，留鳖甲（甲鱼盖）；姜切片，葱切段。把甲鱼放蒸盆内，加入精盐、姜片、葱段、鸡汤，在甲鱼身上放太子参、党参，盖上鳖甲，置大火大气上蒸30分钟即成。每周1次，佐餐食用，吃甲鱼喝汤。

【功效主治】补脾益肾。适用于肝硬化之身体虚弱患者。

海参烧淡菜

【组成】海参100g，淡菜100g，精盐、植物油、上汤、姜、葱、酱油各适量。

【制法用法】将海参洗净，发好备用；淡菜洗净，用沸水焯透；姜切片，葱切段。植物油放在热锅内，加入姜片、葱段爆香，下入淡菜、海参、精盐、酱油炒匀，加入上汤，用小火煮至熟透即成。每日1次，每次吃淡菜30~50g。

【功效主治】补肾，利水。适用于肝硬化腹水，症见身体虚弱者。

海参烧黑木耳

【组成】水发海参200g，水发黑木耳50g，西芹100g，精盐、姜、葱、鸡汤、植物油各适量。

【制法用法】将发透海参去肠杂，顺着切薄片；木耳洗净，去杂质及蒂根；西芹洗净，切段；姜切片，葱切段。炒锅置大火上，将植物油烧至六成热时，加入姜片、葱段爆香，加入海参、木耳、西芹、精盐炒匀，放入鸡汤，用小火煮 25 分钟即成。每日 1 次，每次吃海参 50g。

【功效主治】健脾，平肝。适用于肝硬化之身体虚弱患者。

杞子核桃炒羊腰

【组成】枸杞子 12g，核桃仁 15g，羊腰 2 只，鸡蛋 1 枚，黑木耳 30g，西芹 30g，精盐、料酒、酱油、植物油、姜、葱、生粉各适量。

【制法用法】枸杞子洗净，去杂质；核桃去壳，留仁；羊腰一切两半，去臊腺洗净，切成花，再切段；姜切片，葱切段；黑木耳发透去蒂根，撕成瓣状；西芹洗净，切段。把羊腰放碗内，打入鸡蛋，加入生粉、精盐、酱油拌匀，加少许水挂浆待用。把炒锅置大火上烧热，加入植物油，烧至六成热时，加入姜片、葱段爆香，加入羊腰，炒匀，下入黑木耳、西芹，炒至断生即成。每周 2 次，佐餐食用。

【功效主治】补肾，养肝。适用于肝硬化之身体虚弱患者。

冰糖炖海参

【组成】水发海参 50g，冰糖适量。

【制法用法】将海参炖烂后，加入冰糖，再炖片刻即成。每日 1 次，早饭前空腹食用。

【功效主治】补肾。适用于肝硬化患者。

枸杞烧白鹅

【组成】枸杞子 12g，西兰花 100g，胡萝卜 100g，白鹅肉

200g，姜片、葱片、精盐、植物油。

【制法用法】将枸杞子洗净，去杂质；西兰花洗净，撕成小朵；胡萝卜洗净，切块；白鹅肉洗净，切块。把炒锅置大火上，加入植物油，烧至六成热时，加入姜片、葱段爆香，下入白鹅肉，炒变色，加入胡萝卜、西兰花、枸杞子、精盐，加入清水300ml，用小火煮35分钟即成。每日1次，每次食鹅肉30~50g，随意吃西兰花、胡萝卜。

【功效主治】益气补虚。适用于肝硬化之身体虚弱患者。

五、主食类偏方

番薯饭

【组成】番薯100g，大米100g。

【制法用法】将番薯洗净，去皮，切小颗粒。大米淘洗干净，同番薯粒放入电饭煲内，加水适量，如常规煲饭至熟即成。每日1次，每次吃80~100g。

【功效主治】益气，补中。适用于肝硬化腹水患者。

茯苓赤小豆包子

【组成】茯苓15g，赤小豆100g，面粉500g，白糖、发酵粉各适量。

【制法用法】将茯苓、赤小豆烘干，打成细粉，加入白糖，上笼蒸熟待用；面粉加入水，发酵粉适量，揉成面团，搓面剂子（每个20g），用擀面杖擀成皮。把赤小豆、茯苓、白糖馅放入面皮，逐个包成包子生坯；把包子生坯置蒸笼内，用大火、大汽蒸15分钟即成。每日2次，每次吃包子60g，当主食吃。

【功效主治】除湿健脾。适用于肝硬化腹水患者。

肝硬化患者的饮食安排

　　肝硬化可引起多种营养物质的代谢障碍，因此营养支持治疗非常重要。

　　肝硬化治疗的目的是为了提供足够的营养，保护肝脏，减轻肝脏负担，防止并发症，促进肝细胞修复再生及肝功能恢复。所以饮食要以足够的热能、高蛋白质、高维生素、适量脂肪饮食为原则，并针对病情变化及时调整膳食质地与营养素含量。

第三章　脂肪肝

脂肪肝是指肝内脂肪含量大增，是由营养过剩或长期营养失调、慢性感染或中毒所引起。当肝内脂肪分解与合成失去平衡，或储存发生障碍，脂肪就会在肝实质细胞内过量积聚。一般正常人肝内脂肪含量占肝脏湿重的 2%~4%，主要包括三酰甘油、脂肪酸、胆固醇、磷脂及胆固醇脂。由于疾病、酒精或化学药物等因素造成的肝内脂肪沉积超过肝湿重的 5% 时，称为脂肪肝。

根据脂肪含量，将含脂肪 5%~10%、10%~25%、25%~50% 者分别称为轻度、中度及重度脂肪肝。脂肪肝包括脂肪变性、脂肪肝炎及肝硬化等病理变化。脂肪肝是一种常见的临床症状，并不是独立的疾病。根据不同的病因，临床常分为酒精性脂肪肝和非酒精性脂肪肝两类。

中医学将脂肪肝归属为"痰证""积聚"范畴。

第一节　中药内服偏验方

疏肝软坚汤

【组成】山楂 30g，赤芍 15g，当归、云茯苓、川楝子各 12g，白术 14g，枳实、党参、鳖甲各 10g，柴胡、三棱、莪术各 6g。

【制法用法】水煎服。每日 1 剂。

【功效主治】活血养阴，理气消积。主治脂肪肝。

茵陈方

【组成】茵陈 35g，党参、黄芪各 30g，连翘 25g，苍术、泽泻、丹参、郁金各 20g，决明子、法半夏、黄芩、黄连各 10g，川大黄 8g，生甘草 6g。

【制法用法】水煎服。每日 1 剂，分 2~3 次口服。1 个月为 1 个疗程。

【功效主治】疏肝祛瘀，益气除湿。主治脂肪肝。

人参麦冬方

【组成】人参 10g，麦冬 10g。

【制法用法】水煎服。每日 1 剂，分 3 次服。

【功效主治】益气，养阴。主治脂肪肝。

小贴士

脂肪肝中医辨证

脂肪肝中医属"积聚"病范畴。

1. 肝郁气滞

胁肋胀痛，每因情志变化而增减，肝大或不大，乳房胀痛，脘闷食少，舌质淡，苔白，脉弦。

2. 气血瘀阻

肝大，胁下刺痛，痛处固定，肝区疼痛拒按，面颈部可见赤丝血缕，舌质暗，边有瘀斑、瘀点，脉细涩。

3. 痰浊内阻

肝大不适，疼痛不明显，痰多咳嗽，胸部满闷、脘腹胀满，恶心欲吐，舌质淡，苔白，脉弦滑。血中胆固醇增高。

4. 正虚瘀结

肝大，肝区疼痛不明显，压痛伴反跳痛，腹水及下肢水肿，有低钠和低钙血症，蜘蛛痣，脾大，睾丸萎缩，阳痿，血浆蛋白总量改变和白蛋白/球蛋白比值倒置，舌质淡紫无苔，脉细数或弦细。

第二节　食疗偏方

一、茶饮类偏方

三花橘皮茶

【组成】玫瑰花、茉莉花、代代花、荷叶各60g，橘皮10g。

【制法用法】将上料共研为细末，置于茶杯中，用沸水冲泡即成。代茶饮。

【功效主治】健脾理气。适用于脾虚肝郁和痰湿内蕴型高脂血症、脂肪肝患者。

山楂荷叶饮

【组成】山楂 15g，干荷叶 5g。

【制法用法】将山楂、干荷叶入锅中，加适量水煎煮片刻即成。代茶饮。

【功效主治】化瘀，祛湿。适用于高脂血症、脂肪肝患者。

山楂荷泽茶

【组成】山楂 15g，荷叶 12g，泽泻 10g。

【制法用法】将上料共切细，加水煎取浓汁，或沸水冲泡即成。每日 1 剂，代茶饮。

【功效主治】化瘀，逐湿。适用于脂肪肝、高脂血症患者。

山楂消脂饮

【组成】鲜山楂 30g，槐花 5g，嫩荷叶 15g，决明子 10g，白糖适量。

【制法用法】将上述诸物放入锅中，加适量水煎煮，待山楂将烂时，用大勺将其研碎，再煮 10 分钟，滗出汁液，加少量白糖溶化即成。频频饮用。

【功效主治】消积，散瘀。适用于脂肪肝、高脂血症患者。

山楂蒲黄饮

【组成】山楂 10g，玉竹 6g，蒲黄 3g。

【制法用法】将山楂、玉竹加适量水煎 20 分钟，再加入蒲黄搅匀后，取汁即成。每日 1~2 次，代茶饮。

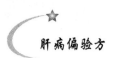

【功效主治】化瘀，养阴。适用于血脂较高的脂肪肝患者。

山楂大青叶茶

【组成】山楂 30g，当归 20g，大青叶 15g。

【制法用法】将洗净的山楂、当归、大青叶一同放入锅中，加水煎汤，去渣取汁即成。每日 2 次，上、下午各饮适量。

【功效主治】化瘀，清热。适用于高脂血症、高血压病、脂肪肝患者。

山楂菖蒲益智饮

【组成】山楂 20g，石菖蒲 15g。

【制法用法】将 2 味洗净，同放于杯中，冲入沸水，加盖闷 10 分钟左右即成。每日 1 剂，代茶随冲随饮，没有药味后弃之。

【功效主治】理气化瘀。适用于脂肪肝患者。

消脂轻身茶

【组成】荷叶 8g，当归 10g，泽泻 10g，生大黄 5g，姜 2 片，山楂 15g，黄芪 15g，甘草 3g。

【制法用法】将上述材料入锅中，加水适量，水煎即成。代茶饮，每日 3 次。

【功效主治】利湿，化痰，益气。适用于高脂血症、脂肪肝、动脉硬化、肥胖患者。

乐和茶

【组成】干荷叶 3g，绿茶 3g，炒绿豆（打碎）6g。

【制法用法】将上述原料洗净于锅中，加适量水，入开水冲泡即成。每日 1~2 次，可经常饮用。

【功效主治】通脉，解毒。适用于脂肪肝患者。

当归郁金楂橘饮

【组成】当归、郁金各 12g，山楂、橘饼各 25g。

【制法用法】将上述 4 味同于锅中，加适量水，煎煮取汁即成。每日 1 剂，分 2~3 次饮用。

【功效主治】补血，疏肝，散瘀。适用于脂肪肝患者。

红花山楂橘皮饮

【组成】红花 10g，山楂 50g，橘皮 12g。

【制法用法】将上述 3 味置于锅中，加适量水煎煮，取汁即成。每日 1 剂，分 2~3 次饮用。

【功效主治】活血，祛瘀。适用于脂肪肝患者。

红花黑豆饮

【组成】红花 5g，黑豆 50g。

【制法用法】将黑豆去杂质，洗净，入适量清水锅中上火煮 1 小时，红花用干净纱布包好放入煮约 30 分钟，然后去药包取汁即成。分早晚 2 次饮用、食豆。

【功效主治】活血，补肾。适用于肥胖及脂肪肝患者。

黄芝泽香饮

【组成】黄精、灵芝各 15g，陈皮、香附子各 10g，泽泻 6g。

【制法用法】将以上各味置于锅中，加适量水煎煮，取汁即成。每日 1 剂，分 2~3 次饮用。

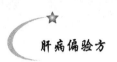

【功效主治】健脾，利湿。适用于脂肪肝患者。

黄芪郁金灵芝饮

【组成】黄芪30g，灵芝、茯苓各15g，郁金10g，茶叶6g。

【制法用法】将上述前4味置于锅中，水煎煮取汁，煮沸后浸泡茶叶即成。频服。

【功效主治】健脾，和胃，疏肝。适用于脂肪肝患者。

橄榄酸梅汤

【组成】鲜橄榄（连核）60g，酸梅10g，白糖适量。

【制法用法】将鲜橄榄（连核）、酸梅，稍捣烂于锅中，加清水3碗煎成1碗，去渣加白糖适量调味即成。随意饮用。

【功效主治】利咽，生津。适用于酒精性脂肪肝之口干咽痛患者。

夏枯草丝瓜饮

【组成】夏枯草30g，丝瓜络10g（或鲜丝瓜50g），冰糖适量。

【制法用法】将前两药入锅中，加适量水煎取汁约1碗，另将冰糖熬化，再入药汁，煮片刻即成。每日1剂，分2次服。

【功效主治】通络散结。适用于脂肪肝患者。

陈皮二红饮

【组成】陈皮、红花各6g，大枣（去核）5个。

【制法用法】将陈皮、红花、大枣一同放入锅中，加适量水煎煮，过滤取汁即成。适量代茶饮用。

【功效主治】化痰，活血。适用于脾虚有痰之脂肪肝患者。

龙胆泽泻饮

【组成】龙胆草、生甘草各 5g，泽泻、黄芩、菊花、柴胡各 9g，决明子、车前子各 15g，白糖适量。

【制法用法】将上述药一同放入砂锅中，加适量水浸泡 20 分钟，先用大火煎沸后，再用小火煮 15 分钟，滤过煎汁，加入白糖少许，和匀后即成。频频温饮，连饮 2 周。

【功效主治】清热，利湿，疏肝。适用于肢体困重、脘闷纳呆、腹胀满闷等脂肪肝患者。

泽泻茶

【组成】泽泻 20g，白术 15g，绿茶适量。

【制法用法】将泽泻、白术与绿茶同煎，水开后小火煎煮 15 分钟左右即成。随时化茶饮。

【功效主治】健脾利湿。适用于脂肪肝、高脂血症患者。

泽泻乌龙茶

【组成】泽泻 15g，乌龙茶 20g。

【制法用法】将泽泻置于锅中，加适量水煮沸数分钟，取药汁冲泡乌龙茶即成。每日 1 剂，当茶频饮用，一般冲泡 3 次。

【功效主治】利水渗湿。适用于脂肪肝患者。

消脂健身饮

【组成】焦山楂 15g，荷叶 10g，大黄 5g，黄芪 15g，甘草 3g。

【制法用法】将以上各物置锅中，加适量水，煎煮片刻即成。每日 3 次，连饮 7~10 日为 1 个疗程。

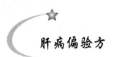

【功效主治】益气，健脾，消积。适用于脂肪肝患者。

葫芦茶

【组成】陈葫芦壳 1 个，茶叶 200g。

【制法用法】将上述材料共捣粗末，用开水泡即成。当茶频饮，连服 6 个月。

【功效主治】利水消肿。适用于脂肪肝、高脂血症患者。

杜仲茶

【组成】杜仲叶 5g，优质乌龙茶 5g。

【制法用法】将杜仲叶、乌龙茶置于茶杯中，用开水冲泡，加盖闷 5 分钟即成。频饮。

【功效主治】补肝。适用于高脂血症、脂肪肝患者。

菊花山楂茶

【组成】菊花 15g，山楂 20g。

【制法用法】将菊花、山楂水煎或开水冲泡 10 分钟即成。每日 1 剂，代茶饮用。

【功效主治】健脾，清热。适用于脂肪肝、高脂血症患者。

楂仁蜜保健浆

【组成】山楂肉、核桃仁、蜂蜜各 30g。

【制法用法】将山楂取肉、去籽煮熟，取汁用；核桃仁加温水浸泡软，研磨成浆；山楂汁和蜂蜜搅拌均匀，入锅内，煮沸后缓缓倒入核桃浆内，煮开即成。每日 1 剂。

【功效主治】补肾，健脾。适用于中老年脂肪肝患者。

楂菊银桑汁

【组成】山楂、金银花、菊花各 20g，桑叶 15g。

【制法用法】将 4 味药同入砂锅煎后取汁，第一次取汁后加清水再煎煮 1 次取汁，把两次煎汁相混即成。每日 1 剂。

【功效主治】清热平肝。适用于高脂血症、高血压病、脂肪肝患者。

楂芽降脂茶

【组成】山楂、麦芽各 30g，决明子 15g，茶叶、荷叶各 30g。

【制法用法】将山楂、麦芽、决明子放于锅内，加清水煎 30 分钟后，加入茶叶、荷叶煮 15 分钟，倒出汁。然后再加清水复煎 1 次，取其汁，把两次煎得的汁混合即成。每日 1 剂，连饮 30 日为 1 个疗程。

【功效主治】平肝，消食。适用于脂肪肝及动脉粥样硬化患者。

天麻饮

【组成】天麻 5g，夏枯草 20g。

【制法用法】将天麻蒸软后切片，入锅中加适量水，用小火熬约 20 分钟，再加入夏枯草熬约 10 分钟即成。当茶频饮。

【功效主治】平肝熄风。适用于脂肪肝、高脂血症患者。

枣叶茶

【组成】大枣、番泻叶各 100g。

【制法用法】将大枣去核，焙干，捣为粗末；番泻叶亦焙干轻捣，与枣末混合均匀，装瓶备用。每次 5g，用沸水冲泡，加盖闷 5 分钟后，代茶饮。

【功效主治】健脾利下。适用于脂肪肝患者。

丹参山楂蜜饮

【组成】丹参、山楂各 15g，檀香 9g，炙甘草 3g，蜂蜜 30ml。

【制法用法】将上前 4 味药加水煎煮，去渣取汁，调入蜂蜜 30ml，再煎几沸即成。每日 2 次。

【功效主治】活血化瘀。适用于瘀血阻络型脂肪肝患者。

丹红黄豆汁

【组成】丹参 100g，红花 50g，黄豆 1000g，黄酒、蜂蜜、冰糖各适量。

【制法用法】将丹参、红花冷水浸泡 1 小时，中火煮沸，小火煎半小时，如此煎 2 次，滤出药汁合并；黄豆用冷水浸泡 1 小时，捞出入锅内，加适量水大火煮沸，入黄酒少许，小火煮至汁浓，滤出豆汁。两汁混合，入蜂蜜、冰糖蒸 2 小时，冷却装瓶即成。每日 2 次，每次 15ml，饭后 1 小时服。

【功效主治】活血化瘀。适用于瘀血阻络型脂肪肝患者。

生山楂减肥茶

【组成】山楂 20g，干荷叶 15g（鲜品加倍），薏苡仁 15g，陈皮 12g。

【制法用法】将洗净的干荷叶、山楂、薏苡仁、陈皮研成细末，再放入杯中用沸水冲泡，加盖闷 10 分钟即成。每日 1 剂，代茶饮。

【功效主治】健脾消食。适用于单纯性肥胖、脂肪肝、高脂血症患者。

胡萝卜苹果汁

【组成】姜1薄片，甜菜1个（或白糖少许），苹果半个，胡萝卜2个。

【制法用法】将以上原料切成小丁状，放入果蔬打浆机中，再加适量水，打成汁即成。每日2次饮用。

【功效主治】健脾，润肠。适用于脂肪肝患者。

三鲜饮

【组成】鲜山楂60g，鲜白萝卜60g，鲜橘皮30g，冰糖适量。

【制法用法】将山楂、白萝卜、橘皮洗净于锅中，加适量水煎取汁500ml，加冰糖少量溶化即成。当茶频饮。

【功效主治】利湿化痰。适用于脂肪肝、高脂血症患者。

双花绿荷茶

【组成】金银花、白菊花各5g，绿茶、荷叶各3g。

【制法用法】将上述材料于茶杯中，用沸水冲泡即成（可反复冲泡）。当茶频饮。

【功效主治】清热凉血。适用于脂肪肝患者。

绞股蓝茶

【组成】绞股蓝300g。

【制法用法】将夏、秋季采收的绞股蓝叶洗净、阴干，每次取10~15g，开水冲泡即成。当茶频饮，30日为1个疗程。

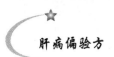

【功效主治】益气健脾。适用于脂肪肝患者。

降脂减肥茶

【组成】干荷叶 60g，山楂、薏苡仁 10g，花生叶 15g，橘皮 5g，茶叶末 60g。

【制法用法】将以上各物研细为末，装入可渗透的纸袋中，按 5g 为 1 袋包装成袋泡茶，用沸水冲泡，加盖闷 5 分钟后即成。每天早、中、晚各 1 袋，代茶饮。

【功效主治】清暑利湿，降脂消肿。适用于脂肪肝患者。

玫瑰茉莉花茶

【组成】玫瑰花、茉莉花各 6g，绿茶 10g。

【制法用法】将 3 物放入茶壶中，用沸水冲泡，放置 10 分钟后即成。当茶频饮。

【功效主治】解郁，理气。适用于气滞血瘀的脂肪肝、高脂血症患者。

二、粥类偏方

柴胡降脂粥

【组成】柴胡 8g，白芍 10g，泽泻 10g，茯苓 10g，粳米 20g。

【制法用法】将上述各药洗净，入锅内去渣，取浓汁，与洗净的粳米共煮至糜烂即成。每日 1 次食用。

【功效主治】疏肝，健脾。适用于脂肪肝患者。

芡实荷叶粥

【组成】芡实 200g，山药 200g，粳米 60g，鲜荷叶 2 张。

【制法用法】将荷叶煮熟，芡实去壳晒干，与山药共研细末。每次用药粉 30g，加入洗净的粳米共煮为粥即成。适量食用。

【功效主治】健脾补肾。适用于肥胖症、脂肪肝患者。

茯苓百合粥

【组成】茯苓 15g，百合 15g，粳米 60g。

【制法用法】将茯苓、百合研成细末，与洗净的粳米共煮为粥即成。每日 1 次食用。

【功效主治】健脾和胃。适用于脂肪肝患者。

冬瓜双米粥

【组成】鲜冬瓜（带皮去毛）100g，粳米 30g，薏苡仁 30g。

【制法用法】将上述各物洗净置于锅中，加适量水，共煮为粥即成。每日 1 次食用。

【功效主治】利湿行水。适用于脂肪肝患者。

山楂香菇粥

【组成】山楂 15g，香菇 10g，粳米 50g，白糖适量。

【制法用法】将上料加温水浸泡，水煎去渣，取浓汁，再加水适量、粳米、白糖煮成粥即成。早、晚 2 次，温热食用。

【功效主治】健脾消食。适用于脾胃虚弱或兼血瘀型脂肪肝患者。

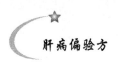
黄芪白术粥

【组成】黄芪、白术各 15g，当归、泽泻、白芍各 12g，柴胡、枳壳、鸡内金各 9g，粳米 100g，冰糖适量。

【制法用法】将以上诸药加水适量，煎取浓汁去渣后，再与粳米一同加入锅中，煮至粥熟，加冰糖少许和匀即成。早、晚 2 次，温热食用。

【功效主治】补气，健脾，疏肝。适用于脂肪肝患者。

黄芪灵芝粥

【组成】黄芪 30g，灵芝 10g，粳米 100g，陈皮末、红糖各适量。

【制法用法】将黄芪、灵芝煎取汁，加入洗净的粳米煮粥，至米烂汤稠时，加入陈皮末、红糖适量；稍煮沸即成。温热食用。

【功效主治】补气，健脾。适用于脂肪肝患者。

党参茯苓扁豆粥

【组成】党参 20g，茯苓 20g，白扁豆 20g，粳米 200g。

【制法用法】将党参、茯苓洗净、切片，与白扁豆同入锅中，加适量水煎煮 20 分钟，加入淘净的米，小火煮成稠粥即成。早晚温服，党参、茯苓、白扁豆可同时嚼食。

【功效主治】健脾化湿。适用于脾气虚弱型脂肪肝患者。

棒渣木耳粥

【组成】玉米渣（俗称棒渣）150g，木耳 10g。

【制法用法】将木耳用冷水浸泡，待胀发后撕碎备用。玉米渣用压力锅煮至将烂时，改用普通锅，放入木耳同煮为粥即成。可供晚餐食用。

【功效主治】调中和胃。适用于脂肪肝、高脂血症患者。

龙眼玫瑰粥

【组成】龙眼肉 20 枚，玫瑰花 5 朵，糯米 30g，冰糖适量。

【制法用法】将洗净的糯米入锅中，煮半熟再放入龙眼肉、玫瑰花（玫瑰糕也可），煮熟后加冰糖适量溶化即成。频食，每日 1~2 次。

【功效主治】行气，补心。适用于脂肪肝、冠心病、高脂血症患者。

决明子粥

【组成】炒决明子 15g，白菊花 10g，粳米 100g，白糖适量。

【制法用法】将决明子与白菊花一起加适量水煎煮 2 次，滤取药液后放入洗净的粳米，再加适量清水，一起煮粥，粥熟后加入白糖即成。早晚温食。

【功效主治】清肝，明目。适用于脂肪肝患者。

什锦乌龙粥

【组成】生薏苡仁 30g，冬瓜子仁 30g，红小豆 20g，干荷叶、乌龙茶各适量。

【制法用法】将前 3 味洗净，一起放入锅内，加适量水煮至豆熟，再放入用粗纱布包好的干荷叶及乌龙茶再熬 7~8 分钟，取出纱布即成。随意食用。

【功效主治】健脾，利湿。适用于高脂血症、脂肪肝、肥胖

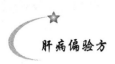

症患者。

泽泻苦瓜粥

【组成】泽泻 15~30g，苦瓜 50g，粳米 50~100g，冰糖适量。

【制法用法】将泽泻洗净，煎汁去渣，苦瓜切片，与淘净的粳米共煮成稀粥，加入冰糖，稍煮即成。每日 1~2 次，温热食用。

【功效主治】祛湿。适用于高脂血症、脂肪肝患者。

荷叶白茅根粥

【组成】鲜荷叶 1 大张，白茅根 10g，粳米 100g。

【制法用法】将荷叶、白茅根洗净，切碎，煮汤，然后捞去荷叶、白茅根，加入洗净的粳米同煮粥，加白糖调味即成。每日 1~2 次食用。

【功效主治】清热，消瘀。适用于脂肪肝和肥胖症患者。

山楂合欢粥

【组成】山楂 15g，合欢花 30g，粳米 60g。

【制法用法】将山楂、合欢花同煎取汁，加入洗净的粳米煮粥，粥熟后加白糖适量调味即成。每日 1 剂，早晚温食。

【功效主治】安神，化瘀。适用于肝郁血瘀型高脂血症、脂肪肝患者。

薏米赤豆粥

【组成】薏苡仁 50g，赤小豆 50g，泽泻 10g。

【制法用法】将泽泻先煎取汁，用药汁与赤小豆、薏苡仁同煮为粥即成。可作早晚餐食用。

【功效主治】健脾利湿。适用于脂肪肝、高脂血症患者。

薏米杏仁粥

【组成】薏苡仁 30g，杏仁 10g，大米 50g，白糖适量。

【制法用法】将杏仁去皮心，薏苡仁、大米洗净，先取薏苡仁、大米煮粥，待半熟下杏仁，煮至粥熟，以白糖调味即成。每日 1 剂。

【功效主治】除湿，化痰。适用于脂肪肝患者。

李仁薏米粥

【组成】郁李仁 6g，薏苡仁 50g。

【制法用法】将郁李仁研碎，水煎取汁，去渣。将郁李仁药液加入洗净的薏苡仁煮为稀粥即成。每日 1 剂，早餐服食。

【功效主治】利湿，润肠。适用于脂肪肝、高脂血症患者。

茯苓粥

【组成】白茯苓 15g，粳米 100g，胡椒粉、精盐、味精各适量。

【制法用法】将粳米和白茯苓粉以常法熬粥，粥熟后放入味精、精盐、胡椒粉搅匀即成。每日 1 次。

【功效主治】健脾利湿。适用于痰湿偏重的肥胖症、脂肪肝患者。

杞豉粥

【组成】枸杞子叶 15g，粳米 100g，豆豉汁适量。

【制法用法】将枸杞子洗净，切碎，入锅内，加入豆豉汁、粳米，再加水适量煮粥至熟即成。常食。

【功效主治】补肝，益肾。适用于肝肾亏虚型脂肪肝患者。

莲子山药粥

【组成】莲子(去心)50g，山药100g，枸杞子10g，粳米适量。

【制法用法】将山药洗净，去皮切成小丁，粳米淘洗干净后入锅中，加入足量水，放入莲子、山药丁、枸杞子，大火煮沸后，改用小火慢慢煮粥即成。佐餐食用。

【功效主治】健脾补肾。适用于脾肾虚弱的脂肪肝患者。

三、汤羹类偏方

海带绞股蓝汤

【组成】海带50g，绞股蓝50g，泽泻20g，草决明20g，生山楂30g。

【制法用法】洗净切丝，与诸味入锅内，加水适量煎煮40分钟即成。每日1剂，连食用3~6个月。

【功效主治】清热，健脾。适用于高脂血症、高血压病、脂肪肝患者。

海带冬瓜薏米汤

【组成】海带30g，冬瓜100g，薏苡仁30g，白糖适量。

【制法用法】将海带浸泡，洗净，切块；冬瓜洗净，切成片；薏苡仁洗净，与海带块、冬瓜片一起放入锅中，加水适量煮至熟烂，加入适量白糖即成。每日1次食用。

【功效主治】祛湿，消肿。适用于脂肪肝、高脂血症患者。

双耳香菇汤

【组成】黑木耳 10g，银耳 20g，胡萝卜 30g，水发香菇 150g，姜、葱、精盐、香油、淀粉各适量。

【制法用法】黑木耳、银耳用温水泡发，去杂质后洗净；胡萝卜、香菇洗净，切成小丁。先在烧锅内加入鲜汤 1 碗，把黑木耳、银耳、胡萝卜、香菇倒入，加姜、葱、精盐，煮沸后放入味精，用湿淀粉勾稀芡，淋上香油即可。佐餐服食。

【功效主治】补肺益气。适用于脂肪肝患者。

山楂绿豆汤

【组成】山楂、扁豆各 30g，绿豆 50g，厚朴花 10g，精盐、味精、香葱各适量。

【制法用法】将山楂、绿豆、扁豆洗净，用温水泡软，入锅后加适量清水，熬煮成汤，然后放厚朴花，小火慢煮，待汤成后加入味精、精盐、葱花调味即成。佐餐，随意饮用。

【功效主治】调气和胃。适用于脂肪肝、高脂血症患者。

黄芪鲫鱼汤

【组成】黄芪 30g，鲫鱼 200g。红糖、食醋、香油各适量。

【制法用法】将黄芪加入适量水煎汁去渣，把洗净的鲫鱼加入黄芪汤汁中，清炖至鱼熟时，再加入红糖、食醋和香油适量，稍煮片刻即成。随意食用，吃鱼喝汤。

【功效主治】补气，健脾。适用于高脂血症、脂肪肝患者。

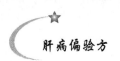

玉米须冬葵子赤豆汤

【组成】玉米须 60g，冬葵子 15g，赤小豆 100g，白糖适量。

【制法用法】将玉米须、冬葵子煎水取汁，加入赤小豆煮成汤，加入白糖调味即成。每日 2 次，吃豆饮汤。

【功效主治】利水，燥湿。适用于脂肪肝患者。

佛手香橼汤

【组成】佛手、香橼各 6g，白糖适量。

【制法用法】将佛手、香橼水煎取汁，加入白糖适量溶化即成。每日 2 次，温服食。

【功效主治】疏肝，理气。适用于肝郁气滞型脂肪肝患者。

赤小豆鲫鱼汤

【组成】鲫鱼 250g，赤小豆 60g，大蒜、陈皮、葱白各适量。

【制法用法】将鲫鱼洗净去鳞及内脏，与赤小豆及大蒜、陈皮、葱白适量共同小火炖熟即成（食用时可加入适量精盐）。食鱼喝汤。

【功效主治】健脾，利湿。适用于肥胖性脂肪肝、高脂血症患者。

冬瓜汤

【组成】冬瓜 150g，陈皮 15g，姜片 5 片。

【制法用法】将冬瓜洗净后，连皮带子与陈皮、姜片一同放入锅内，加水 500ml，煮熟即成。吃冬瓜，喝汤。

【功效主治】利尿，燥湿。适用于脂肪肝、冠心病患者。

荜茇鲤鱼汤

【组成】荜茇 5g，鲜鲤鱼 1000g，川椒 15g，生姜、香葱、味精、料酒、香菜及食醋各适量。

【制法用法】将鲤鱼去鳞，剖腹去内脏，洗净，切成小块；姜、葱洗净，拍破，切段待用。将荜茇、鲤鱼、葱、生姜放入锅内，加水适量，置大火上煮开，改用小火炖熬约 40 分钟，加入香菜、料酒、味精、食醋即成。可单独食，亦可佐餐，吃鱼喝汤。

【功效主治】温中暖胃。适用于脂肪肝患者。

雪羹萝卜汤

【组成】荸荠 30g，白萝卜 30g，海蜇 30g。

【制法用法】将以上 3 物洗净切成碎块，于锅中，加适量水，小火煮 1 小时至烂即成。随意食用。

【功效主治】化痰，利湿。适用于脂肪肝患者。

雪梨兔肉羹

【组成】兔肉 500g，雪梨 400g，车前叶 15g，琼脂适量。

【制法用法】将雪梨榨汁，车前叶煎取汁 100ml，兔肉煮熟后，加梨汁、车前汁及琼脂同煮，成羹后入冰箱，吃时装盘淋汁即成。可作点心食用。

【功效主治】清热，利湿。适用于脂肪肝患者。

丹参鲤鱼汤

【组成】丹参 5g，鲜鲤鱼 600g，川椒 15g，生姜、葱、香菜、

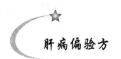

料酒、味精、食醋各适量。

【制法用法】将鲤鱼去鳞，剖腹去内脏，洗净，切成小块；姜、葱洗净，拍破待用。把丹参、鲤鱼、葱生姜放入锅内，加水适量，置大火煮开，改用小煮熬约40分钟，加入香菜、料酒、味精、食醋即成。可单独食，亦可佐餐食用。

【功效主治】利水消肿。适用于脚踝水肿型肥胖、脂肪肝患者。

鸡丝冬瓜汤

【组成】鸡脯肉200g，冬瓜200g，党参3g，精盐、料酒、味精各适量。

【制法用法】将鸡肉洗净，切成丝；冬瓜洗净切成片。把鸡丝与党参放砂锅中，加水适量以小火炖至八成熟，加入冬瓜片、精盐、料酒、味精适量，煮至冬瓜熟透即成。佐餐食用。

【功效主治】健脾利湿。适用于脂肪肝患者。

山药银耳羹

【组成】山药200g，银耳50g，枸杞子15g，花生仁20g，淀粉适量。

【制法用法】将上述材料洗净，入锅内，加适量水，煮成羹。佐餐食用。

【功效主治】补肾养肝。适用于伴高血压病的脂肪肝患者。

牛肉蘑菇土豆汤

【组成】土豆500g，牛肉100g，蘑菇100g，葱末适量，西芹100g，精盐、植物油、味精、香菜末、胡椒各适量。

【制法用法】将蘑菇洗净，切片；土豆削皮，洗净，切块；西芹洗净，切段。将土豆块、蘑菇、葱末放入锅用油炒片刻，加水放入牛肉、西芹、精盐、胡椒，小火炖熟后，放点味精，撒点香菜末即成。随意食用。

【功效主治】健脾益气。适用于脂肪肝、冠心病、高血压病患者。

四、菜肴类偏方

茯苓豆腐

【组成】豆腐200g，茯苓粉9g，松仁20g，胡萝卜、香菇、鸡蛋清、精盐、淀粉料酒各适量。

【制法用法】将豆腐挤压除水；香菇洗净；胡萝卜切成菱形薄片；鸡蛋清打至泡沫状。将豆腐切成小方块，撒上茯苓粉、精盐，然后将豆腐块摆平，抹上鸡蛋清，摆上香菇、胡萝卜、松仁，入锅蒸30分钟，取出；把清汤、精盐、料酒倒入锅内，煮开后加入湿淀粉勾成白汁芡，浇在豆腐上即成。随意食用。

【功效主治】健脾化湿。适用于脂肪肝、中度肥胖及糖尿病患者食用。

翡翠紫衣

【组成】莴苣250g，马齿苋10g，精盐、料酒、味精各适量。

【制法用法】将莴苣剥皮洗净，切成小片，马齿苋洗净，切成小段，加入少许精盐，搅拌均匀去汁，再放入料酒、味精，拌匀即成。随意食用。

【功效主治】清热解毒。适用于脂肪肝、肥胖患者。

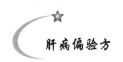

盐渍三皮

【组成】西瓜皮 200g，冬瓜皮 300g，黄瓜 400g，精盐、味精各适量。

【制法用法】将西瓜皮刮去蜡质外皮，冬瓜皮刮去毛质外皮，黄瓜去瓤，均洗净，入沸水中焯一下，切条放碗中，加精盐、味精腌 1~2 小时即成。当小菜食用。

【功效主治】清热利湿。适用于肥胖、脂肪肝患者。

炒毛豆虾仁

【组成】虾仁 250g，毛豆 200g，葱末、姜末、精盐、料酒、椒盐、植物油、淀粉糊（用蛋清、精盐、胡椒、湿淀粉拌成）、鸡汤各适量。

【制法用法】将虾仁洗净，用淀粉糊拌匀，放入油锅中炸成半熟；再将毛豆放入锅内炒成半熟捞出。油锅里放葱末、姜末炒片刻，再将虾仁、毛豆及精盐、料酒、鸡汤一起入锅内，煮熟即成。随意食用。

【功效主治】健脾益肺。适用于脂肪肝、高脂血症患者。

莲子百合炖甲鱼

【组成】莲子 30g，百合 20g，冬虫夏草 10g，甲鱼 1 只（约500g），姜片、精盐、味精各适量。

【制法用法】将甲鱼宰杀，去头和内脏，切块，与莲子、百合、姜片、冬虫夏草同置砂锅中，先用大火煮沸，再用小火炖至熟透，加入精盐、味精调味即成。佐餐食用。

【功效主治】滋阴补肾。适用于脂肪肝患者。

炝冬笋

【组成】净冬笋 300g，胡萝卜 25g，精盐、味精、香油、葱丝、蒜末、食醋各适量。

【制法用法】将冬笋切丝，入沸水中焯一下，摊凉；胡萝卜切细丝。笋丝沥净水，纳入盆中，依次撒入胡萝卜丝、葱丝、蒜末，调入精盐、味精、食醋，然后将香油淋于盆内，拌匀即成。佐餐食用。

【功效主治】滋阴，润肠。适用于脂肪肝、肥胖患者。

莲心大枣河蚌

【组成】莲子心 5g，大枣（去核）10 枚，河蚌 400g，植物油、精盐、味精各适量。

【制法用法】将河蚌去壳，洗净，切块，放入油锅中煸炒，待出水后，加水适量，放入莲子心及大枣，小火煮至熟透，加入精盐、味精调味即成。佐餐食用。

【功效主治】滋阴清热。适用于脂肪肝患者。

丝瓜虾仁

【组成】丝瓜 150g，虾仁 30g，鸡蛋 1 个，料酒、精盐、味精、白糖、淀粉、鲜汤、植物油各适量。

【制法用法】将丝瓜去皮，洗净，切成粗条；虾仁洗净，沥干水分，放入碗中，加入鸡蛋清、料酒、精盐、味精、白糖拌匀，加入干淀粉上浆。炒锅上火，放植物油烧至四成热，放入虾仁滑散至熟，倒入漏勺中沥油；锅内留余油，投入丝瓜煸炒至软，加入精盐、味精，炒至入味，倒入漏勺中沥水后放入盘中；

原锅放鲜汤、虾仁、精盐、味精，煮沸后用湿淀粉勾薄芡，浇在丝瓜条上即成。佐餐食用。

【功效主治】凉血通络。适用于脂肪肝、肥胖患者。

墨鱼炖猪肚

【组成】墨鱼 2 只，猪肚 7 个，花生仁 50g，精盐适量。

【制法用法】将墨鱼洗净，去骨；猪肚洗净，切块；与花生仁同入砂锅内，加水适量，大火煮沸后，加入精盐，改用小火炖至肉烂熟即成。7 日分多次吃完，隔日再炖食，连吃 7 个月以上。

【功效主治】健脾和胃。适用于高脂血症、脂肪肝患者。

车前鸡骨草炖鱼头

【组成】鳙鱼头 1 个（约 250g），车前草 15g，鸡骨草 10g，姜片适量。

【制法用法】将车前草、鸡骨草放在炖盅内，再将鱼头放在药材上面，加入姜片和适量水，用中火炖 40 分钟即成。汤宜淡饮，鱼头可蘸酱油食用。

【功效主治】疏肝，除湿，补虚。适用于湿热蕴结型脂肪肝患者。

山楂炖牛肉

【组成】山楂 15g，红花、陈皮各 6g，大枣 10 枚，熟地黄 6g，牛肉、胡萝卜各 200g，料酒、葱、姜、精盐各适量。

【制法用法】将山楂洗净、去核；红花、陈皮洗净，去杂质；大枣去核；熟地黄切片；牛肉洗净，用沸水汆一下，切成块；姜拍松；葱切段。把牛肉、料酒、精盐、葱、姜放入炖锅中，加水

1000ml，用中火煮 20 分钟后，下入胡萝卜、山楂、红花、熟地黄，用小火炖 50 分钟即成。随意食用。

【功效主治】补血，化瘀。适用于痰瘀阻滞型脂肪肝患者。

山楂炒肉片

【组成】猪瘦肉 200g，山楂片 100g，荸荠 30g，百合 15g，淀粉、料酒、葱姜汁、白糖、植物油、精盐、味精各适量。

【制法用法】将猪瘦肉切薄片，加入葱姜汁、精盐、味精、白糖、料酒、淀粉拌匀上浆；山楂洗净，部分煎成浓缩山楂汁；荸荠去皮，切片；百合瓣成片。锅上火，放植物油，倒入猪肉片滑油，捞出沥油，锅留底油复火投入山楂片、荸荠片、百合片煸炒，加入精盐、料酒、山楂汁煮沸，湿淀粉勾芡，倒入肉片翻炒均匀即成。佐餐食用。

【功效主治】滋阴健脾。适用于脂肪肝、高脂血症、高血压病、冠心病患者。

山药枸杞蒸鸡

【组成】净母鸡 1 只（约 1500g），山药 40g，枸杞子 30g，鲜香菇、火腿、笋片各 25g，料酒、清汤、精盐、味精各适量。

【制法用法】将净鸡去爪，剖开脊背，抽去头颈骨留皮，入沸水锅内汆一下，取出并洗净血污；山药去皮，切成纵片，枸杞子洗净。鸡腹向上放在汤碗内，诸料铺在鸡面上，加入料酒、精盐、味精、清汤，上笼蒸 2 小时至鸡肉熟烂即成。随意饮食。

【功效主治】补肝肾，益精血。适用于营养不良性脂肪肝患者。

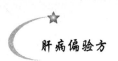

山药烧蘑菇

【组成】山药200g，鲜蘑菇250g，香菇50g，精盐、味精、白糖、湿淀粉、植物油各适量。

【制法用法】将山药去皮，切块，于锅中放植物油煸炒山药块，再加入鲜蘑菇、香菇、精盐、味精、白糖煮熟即成。佐餐食用。

【功效主治】补气益胃。适用于脂肪肝、病毒性肝炎患者。

灵芝黄精炖肉

【组成】灵芝15g，黄精15g，猪瘦肉500g，料酒、精盐、葱、姜、胡椒粉各适量。

【制法用法】将灵芝、黄精洗净，润透，切片；葱、姜拍碎；猪肉洗净后再放入沸水锅内汆去血水，捞出用清水洗净，切成小方块。将灵芝、黄精、猪瘦肉、葱、姜、料酒同入锅内，加入适量水，用大火煮沸，撇去浮沫，改用小火炖至猪肉熟烂，用精盐、胡椒粉调味即成。随意食用。

【功效主治】补益肝肾。适用于肝肾亏虚型脂肪肝患者。

冬笋烧鲤鱼

【组成】活鲤鱼1尾，冬笋100g，大蒜5瓣，生姜3片，玉米油、酱油各适量。

【制法用法】将鲤鱼剖腹去内脏、鳃、鳞，用玉米油炸成金黄色。冬笋切片，大蒜切片，生姜切成粒，与炸鱼同烧熟透即成（食用时可蘸酱油）。佐餐食用。

【功效主治】健脾，利尿。适用于高脂血症、脂肪肝患者。

决明牡蛎

【组成】牡蛎肉 50g，决明子 15g。

【制法用法】将牡蛎肉、决明子置锅中，加适量水煮至肉烂时即成。每日 1~2 次食用。

【功效主治】平肝潜阳。适用于高血压病、高脂血症、脂肪肝患者。

决明烧茄子

【组成】决明子 30g，茄子 500g，植物油、香油、葱、淀粉各适量。

【制法用法】将决明子洗净，捣碎，加水适量，煮 30 分钟左右，去渣取浓汁。茄子洗净，切成斜片，放入烧热的植物油锅内翻炒，再加入葱、姜和决明子汁和调匀的淀粉，煸炒片刻，加一些香油调味即成。佐餐，连食用 7~10 日为 1 个疗程。

【功效主治】清肝明目。适用于脂肪肝、高脂血症患者。

竹笋拌马兰

【组成】鲜竹笋 250g，鲜马兰 200g，精盐、味精、蒜泥、香油、食醋各适量。

【制法用法】将竹笋洗净，煮熟，切细丝。马兰去老叶、根，洗净，焯开水摊凉，切段，同笋丝入大碗内，加入精盐、味精、蒜泥、香油、食醋拌匀即成。佐餐食用。

【功效主治】清热解毒。适用于肥胖症、脂肪肝患者。

杞子枫斗清蒸鱼

【组成】枸杞子 10g，枫斗 3g，鳊鱼（或青鱼）1 条（约 600g），姜、葱、料酒、精盐、植物油各适量。

【制法用法】将枸杞子、枫斗用水洗净。鳊鱼宰杀洗净，加入枸杞子、枫斗及适量的姜、葱、料酒、精盐、植物油（如鱼较肥可不加油），入锅蒸 20~30 分钟即成。佐餐食用。

【功效主治】补肝，益胃。适用于脂肪肝、高脂血症患者。

枸杞烧牛肉

【组成】枸杞子 30g，牛肉 500g，奶油 50g，胡萝卜 2 个，马铃薯 3 个，洋葱 5 个，嫩豌豆 1 把，番茄汁 1 杯，枸杞子适量，各种调味料随自己喜好加用。

【制法用法】将牛肉切成小块，撒上精盐、胡椒粉，再加上面粉拌匀，放入奶油，在已烧热的锅里炒成茶色，然后将 2 个切片的洋葱加入共炒，随即倒入番茄汁，并放热水 4 碗，把枸杞子加入，上盖煮开后改用极弱的火保持微沸，煮约 2 小时，在此间前后加入其他原料胡萝卜、马铃薯（切块）、豌豆，然后加入 3 个剩余的洋葱片，在煮好前 20 分钟，用 3 匙面粉调成糊状加入汤里，使其黏稠，离火前根据自己的爱好，再加调料调味即成。佐餐食用。

【功效主治】补肝益肾。适用于脂肪肝或其他慢性肝病身体较弱者。

薏米鸭肉

【组成】薏苡仁 40g，鸭肉、冬瓜各 800g，猪瘦肉 100g，生姜、葱、料酒、精盐、胡椒粉、猪油、肉汤各适量。

【制法用法】将鸭肉洗净，入沸水中汆去血水，切长方块；猪肉洗净，切长方块；冬瓜去皮洗净，切长方块；姜洗净，拍破；葱洗净，切长段；薏苡仁洗净。锅置火上加猪油烧至六成热，下姜、葱煸出香味，注入肉汤、料酒，加入薏苡仁、鸭肉、猪肉、精盐、胡椒粉煮至肉七成熟时，下冬瓜煮至熟即成。佐餐食用。

【功效主治】利水，健脾。适用于脂肪肝、肥胖症患者。

怪味海带

【组成】海带、红小豆、萝卜、山楂、甜叶菊苷粉各适量。

【制法用法】将海带放水中泡24小时，中间换两次水，然后洗净，切丝晾干。将红小豆、萝卜、山楂加水及甜叶菊苷粉煮开30分钟后，捞出红小豆、萝卜、山楂弃之，放入海带，焖至汁尽，海带酥烂，起锅晾干即成。随意食用。

【功效主治】利水，消肿。适用于脂肪肝、肥胖症患者。

菊花爆鸡丝

【组成】鸡脯肉300g，菊花30g，火腿丝25g，豌豆25g，鸡蛋2枚，湿淀粉、精盐、味精、料酒、姜末、清汤、植物油各适量。

【制法用法】选择菊花外形整齐的花瓣10g，并用开水稍泡一下捞出，留作炒菜时加入；其余按水煮法提取菊花浓缩汁20ml。将鸡脯肉去掉白筋，切成薄片，加入蛋清、湿淀粉，用手抓匀浆好。将锅置火上，加入植物油，待油稍热时，下入鸡丝，用筷子搅开，连油一起倒出；随后将姜末下锅，下入火腿丝、豌豆，加入精盐、味精、料酒、清汤及菊花浓缩汁，汁沸时下入鸡丝及洗净的菊花瓣，翻炒两下，出锅装盛盘即成。佐餐食用。

【功效主治】补肝明目。适用于脂肪肝患者。

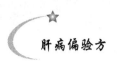
荷叶粉蒸排骨

【组成】新鲜荷叶 8~10 张，猪小排骨 1000g，粳米 300~400g，八角茴香、酱油、黄酒、精盐、味精、葱白各适量。

【制法用法】将荷叶洗净，一张切成 4 块备用；粳米洗净，加八角茴香 2 只，用小火同炒，炒至粳米成金黄色时，离火冷却，磨成粗粉备用；将排骨洗净，切成大块，放入大瓷盆内，加酱油半碗，黄酒 4 匙，精盐半匙，味精、葱白少许，拌匀，腌浸 2 小时以上，并经常翻拌使之入味；然后，将每块排骨的两面，黏上一层炒米粉，用事先切好的荷叶将排骨包好，每包 1~2 块，视排骨大小而定，包紧扎牢；蒸笼底层垫上一张新鲜的荷叶，再将包好的排骨放入蒸笼，盖上笼盖，蒸至排骨熟烂即成。打开荷叶包，热食，佐餐食用。

【功效主治】健脾升清。适用于脂肪肝患者。

荷叶鸭子

【组成】鸭肉 200g，糯米 25g，荷叶 1 张，八角茴香、酱油、料酒、味精、葱末、姜末、胡椒粉各适量。

【制法用法】将鸭肉去骨，切成块状；八角茴香剁碎，与洗净的糯米同炒熟，研成细末备用。再用酱油、料酒、味精、葱末、姜末及胡椒粉调成汁，把鸭肉浸入腌渍 2 小时，再把糯米粉调入拌匀，一张荷叶切成 4 块，把鸭肉用荷叶包好，放在盘内，上蒸锅，大火蒸 2 小时即成。隔日 1 次，佐餐食用。

【功效主治】清热滋阴。适用于脂肪肝、高脂血症患者。

粉红魔芋丝

【组成】魔芋 20g，山楂 20g，小黄瓜 4 条，小西红柿 2 个，精盐、酱油、食醋、香油各适量。

【制法用法】将魔芋先焯烫一下备用。小黄瓜、西红柿洗净后拍碎，同山楂一起加1碗水煮后过滤，加入精盐、酱油、食醋、香油混合，然后淋在魔芋丝上即成。佐餐食用。

【功效主治】消积，清热。适用脂肪肝及肥胖患者。

韭黄拌鸡丝

【组成】当归、鸡胸肉、韭黄、精盐、胡椒粉各适量。

【制法用法】将当归洗净，放入小砂锅内，加1碗水，用大火煮开，改用小火再煮半小时，将水煮到剩下半碗；将鸡肉的皮和脂肪去掉，两面涂少许精盐，洒上胡椒粉稍腌一下后，将水煮开后放入蒸15分钟后，切成细丝；韭黄洗净，沥干水，切段，放入加精盐的沸水中烫一下，冲水后沥干；将当归汤过滤后倒入鸡肉、韭黄拌匀并加入调料即成。佐餐食用。

【功效主治】补气血。适用于脂肪肝、小腹肥胖且易痛经患者。

陈皮鲫鱼

【组成】陈皮10g，鲫鱼250g，姜片、葱段、胡椒、料酒、食醋、精盐、味精各适量。

【制法用法】将陈皮泡开，洗净，切丝；胡椒研细粉；鲫鱼去鳞杂，洗净。将陈皮、生姜、胡椒粉、葱段等放入鱼腹内，然后将鲫鱼放碗中，上面摆上姜片，再加入料酒、食醋、精盐、味精及清水适量，隔水炖熟后即成。佐餐食用。

【功效主治】健脾化痰。适用于脂肪肝患者。

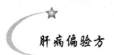

降脂素烩

【组成】冬菇（发好）、蘑菇、草菇各25g，小玉米笋（听装）50g，淀粉，植物油、鲜汤和调味品各适量。

【制法用法】将冬菇、蘑菇、草菇入植物油锅煸炒后，加入鲜汤及小玉米笋同煮，待熟加入淀粉及调料，翻炒待黏即成。佐餐，可常食。

【功效主治】滋阴。适用于脂肪肝、高脂血症患者。

海带三丝

【组成】干海带35g，笋丝,（水发）15g，黄花菜20g，葱段、姜片、味精、精盐、花椒油各适量。

【制法用法】将海带入锅中煮至发软，反复搓洗，切成细丝；黄花菜洗净，浸泡后去根；笋丝浸泡。锅内加适量水，入海带丝、笋丝、黄花菜、葱段、姜片、精盐煮熟，加味精、淋花椒油搅匀即成。佐餐食用。

【功效主治】利尿消肿。适用于脂肪肝患者。

金钱草砂仁鱼

【组成】金钱草、车前草各60g，砂仁10g，鲤鱼1条（约700g），精盐、姜各适量。

【制法用法】将鲤鱼去鳞、鳃及内脏，与其他3味加水同煮，鱼熟后加精盐、姜调味即成。佐餐食用。

【功效主治】清热消肿。适用于脂肪肝患者。

枸杞炒里脊

【组成】猪里脊肉250g，枸杞子50g，水发木耳、水发笋片、山药各 25g, 鸡蛋 1 个, 精盐、味精、香油、植物油适量。

【制法用法】将以上材料用植物油炒熟, 加入适量精盐、味精、香油即成。佐餐食用。

【功效主治】补肝, 养血。适用于脂肪肝、高脂血症患者。

五、主食类偏方

三色糯米饭

【组成】红小豆、薏苡仁、糯米、冬瓜籽、黄瓜各适量。

【制法用法】将红小豆及薏苡仁洗净后放入锅内先蒸 20 分钟, 然后放入洗净的糯米及冬瓜籽, 加水蒸熟, 起锅后撒上黄瓜丁即成。随意食用。

【功效主治】健脾, 利水。适用于脂肪肝、肥胖患者。

瓜薯菜窝头

【组成】冬瓜 300g, 甘薯 200g, 玉米粉 100g, 精盐、葱、姜各适量。

【制法用法】将冬瓜去皮后斩成细末, 甘薯斩成细泥, 加入葱、姜、精盐、玉米粉调匀, 捏成菜窝头, 上笼用大火蒸 20 分钟即成。作主食食用。

【功效主治】清热, 宽中。适用于肥胖症、高脂血症、脂肪肝患者。

山楂元宵

【组成】糯米面 1000g, 面粉 100g, 鲜山楂 500g (或山楂糕 300g), 核桃仁 150g, 芝麻 100g, 红丝 150g, 桂花卤 20g, 糖粉

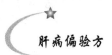

500g，植物油、玫瑰香精各适量。

【制法用法】将山楂洗净后煮或蒸烂，晾凉后去皮去核，制成山楂泥待用（若以晶糕为原料，可直接使用）；将糖粉、面粉、山楂泥（或晶糕）混合，加入擀碎的核桃仁和红丝、桂花卤，再加植物油搅拌均匀，装入木模框中，压片、压实，脱模后切成块。取平底容器，倒入糯米面铺好，用漏勺盛馅蘸上水，倒入糯米面中，滚动数次；取出后蘸水再滚动；重复多次后即可做成元宵；置沸水中煮至元宵上浮后再停片刻，装碗即成。随意食用，可常食。

【功效主治】开胃消食。适用于脂肪肝患者。

麦麸枣泥

【组成】麦麸 10g，大枣泥 50g，花生仁 10g。

【制法用法】将花生仁打碎，与麦麸、大枣泥拌匀，上笼蒸 10 分钟即成。早晚主食。忌加入盐和白糖。

【功效主治】健脾和胃。适用于脂肪肝、肥胖患者。

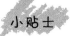

小贴士

脂肪肝患者饮食安排

在治疗脂肪肝上，除治疗基础病因，营养治疗很重要，而且与其他肝病有所不同。

（1）热能：热能供给量适量。体重超重或肥胖者应适当减量，消瘦者适当增加。热能过高易加重肥胖，进一步促使肝内脂肪沉积；过低则不利于改善营养不良。一般以保持理想体重为宜。

（2）蛋白质：应适当增加蛋白质供给量。蛋白质是酒精性脂肪肝患者受损肝细胞修复、重建的重要营养物质。同时，充足的蛋白质供应，可以保证血浆中有足够的载脂蛋白，有利于肝细胞内的脂肪运出肝外，使脂肪运输加速。还可以提高血浆白蛋白水平，纠正低蛋白血症，防止腹水。蛋白质一般可先从每日 0.5g/kg 体重开始，逐渐增加至 1.5g/kg 体重，占每日总热能 15%~20%。有肝性脑病倾向时可适量限量，并增加支链氨基酸的比例。

（3）脂肪：脂肪供给量可略低于正常人需要，可占每日总热能的 15%~25%。限制动物脂肪摄入，以减少胆固醇摄入量，适当增加植物油的摄入，饱和脂肪酸、单不饱和脂肪酸及多不饱和脂肪酸的比例应为 1:1:1。

（4）糖类（碳水化合物）：糖类供给宜适量。糖类仍是酒精性脂肪肝患者的主要功能物质。但糖类能刺激肝内脂肪酸生成，供给量不宜过高，应占每日总热能的 50%~60%。

（5）增加维生素供给量。酒精性脂肪肝患者最易引起叶酸缺乏，导致大细胞性贫血及肝细胞 DNA 合成障碍，影响肝细胞再生。另外，B 族维生素参与机体多种酶代谢，维生素 K 可减少出血倾向，维生素 E 可防止脂质过氧化等。及时补充各种维生素有利于酒精性脂肪肝的恢复。

（6）无机盐：应适当补充无机盐如铁、钙、锌等。锌含量较多的食物有牡蛎、鲱鱼、虾皮、紫菜、芝麻、花生、猪肝、豆类等。

（7）膳食纤维：对于肥胖的患者，应增加膳食纤维的供给，保证每日 30g 以上。膳食纤维可减少糖类和脂肪的吸收，起到降低血糖和血脂的作用，促进脂肪肝的恢复。

肝病患者饮食宜忌

1. 饮食宜食品种

（1）给予富含蛋白质并容易消化的食物，可以喝富含维生素的鲜果汁或鲜菜汁。

（2）要少食多餐，以减少胃肠道的负担。

（3）多食牛奶、鸡蛋、豆浆、藕粉、果汁、菜汁、瘦肉泥、肝泥等，可以适当给予维生素 C 和口服铁剂，使失血及时得以恢复。

（4）可以尽量增加患者的进食量和进食次数。

（5）肝癌患者因肝脏解毒功能下降，宜多食用保肝食物，如甲鱼、香菇、刀豆等。

（6）如果出现腹水，应限制盐摄入量；出现黄疸，宜食用鲤鱼、泥鳅、甘薯、茭白、荸荠、金橘等。

（7）肝癌患者凝血功能较差，应多食用有补血、止血作用的食物，或适当增加含维生素 K 和维生素 C 的食物，如乌梅、沙棘等。

（8）搞好饮食、饮水卫生，提倡分食制，改变共食制；提倡饮用白开水，不喝生水。

（9）饮食宜低脂肪、高维生素，宜食清淡之蔬菜、水果、豆类食物如冬瓜、西瓜、豆腐及猪肝等。河鱼有利尿作用也可常食。

2. 饮食禁忌

（1）忌味重、过酸、过甜、过咸、过冷、过热及含气过多食物，避免刺激胃黏膜血管发生出血。

（2）忌腥油腻、油炸食物，忌辛辣和烟、酒等刺激性食物。

（3）少食或不食葱、韭菜、花椒、辣椒、桂皮、大蒜。

（4）有腹水时，应进无盐或低盐饮食，并适当控制入水量。

（5）忌暴饮暴食、忌盐腌、烟熏、火烤和油炸的食物，特别是烤煳焦化的食物。

（6）忌霉变、腌醋食物，如霉花生、玉米、霉黄豆、咸鱼、腌菜等。

（7）忌多骨刺、粗糙坚硬、黏滞不易消化及含过粗纤维食物，避免机械刺激出血的伤口。

（8）凝血功能低下，特别是有出血倾向者，忌蝎子、蜈蚣及具有活血化瘀作用的食物和中药。

附 录

肝病的主要中医辨证分型

1. 湿热阳黄型

（1）湿重于热。急性传染性肝炎黄疸型者多属此型。主症：初期多有轻度发烧，头眩头疼，食少脘闷，恶心呕吐，厌食油腻，小便深黄，大便干燥，右胁或两胁下疼，巩膜及皮肤发黄，鲜如橘色，疲乏倦怠，脉象多为弦大或数有力，舌苔白腻或黄腻；此为湿热之特征。肝大，肝功能不正常，黄疸指数明显增高。

（2）湿重于热。主症：巩膜及皮肤发黄，四肢倦怠，胸膈痞闷，胃纳大减，口淡无味，大便溏薄，口感不喜饮，脉弦缓，舌苔白腻。肝大。

2. 肝郁气滞型

急性传染性肝炎无黄疸型者多见此型。主症：右胁或两胁下痛呈胀痛及气窜通，脘满纳少，头眩口苦干，小便深黄，大便干燥，恶心，厌食油腻，倦怠乏力，脉弦或弦数有力，舌苔白燥或黄腻。肝脏肿大压痛。

3. 肝郁血瘀型

迁延型及慢性肝炎多见此型。主症：右胁或两胁下痛，呈刺痛状，脘满腹胀，小便黄，大便一般不干结，四肢倦怠，或有蜘蛛痣，头眩口苦，不多思饮，食欲不振，或夜寝梦多，面多青暗，脉弦或沉弦，舌质稍紫红，苔薄白，肝大或脾大。

4. 肝郁癥积型

早期肝硬化及肝硬化期多有此型。主症：右胁或两胁下痛，呈隐痛状或痛不明显，按之坚硬，胃腹胀满，午后尤甚，消化不快，困倦无力，小便黄色，大便不实，头眩或失眠，手面多有血痣，面容暗青，脉象弦缓，或弦虚力弱，舌质紫红，苔淡，或无苔。肝脾一般皆大。

5. 肝郁脾滞型

主症：胁痛不著，或有或无，呕吐腹满痛，食后更甚，或呕噫矢气，饱食后胁作胀痛，小便发黄，大便不畅，脉象弦缓，或弦滑，舌苔厚腻，口黏，肝大或脾大。

6. 肝郁脾虚型

主症：胁痛不著，胃腹痞满，消化不快，倒饱吞酸，肠鸣便稀，倦怠面黄，喜热畏冷，皮肤松弛，形体瘦削，脉象沉小或缓弱，舌质淡苔薄白，肝大或兼脾大，肝功能正常或异常。

7. 肝郁肾虚型

主症：胁痛不著，食欲尚佳，面容暗黑，肤色少华，腰背酸痛，困倦乏力，小便频数，或下肢轻度浮肿，喜热畏冷，性欲减退，阳痿早泄等。脉象沉小或细迟无力，舌质红淡少苔。肝大或脾大，肝功能正常或异常。

8.肝肾阴虚型

主症：头晕，眼干涩，腰背酸困，口苦干，胁痛，唇绛，皮肤干燥，面容青黑不华，或有血丝，时有齿龈出血，鼻衄，午后疲劳，往往伴有低烧，夜寝梦多，五心烦热，男子或有乳房肿大，小便发赤不利，大便干结。脉象沉弦细稍数，舌质红绛，或有裂痕。肝大或肝脾皆大，肝功能不正常。

9.臌胀实证阳水型

多见于肝硬化腹水，得病时间较短，一般体质尚壮实。主症：腹部臌胀，头眩，口干，畏冷，食后腹部胀甚，胁肋作痛，小便赤短，大便干燥，午后潮热，或有低烧，面容青紫，颇有光泽。脉象弦大或弦数有力，舌质红燥，舌苔黄腻。肝大或脾亦大，肝脾一般不好触及。

10.臌胀虚证阴水型

多见于肝硬化腹水，一般体质已虚弱，得病时间较长。主症：面容黄瘦，气短乏力，口干不思饮，喜热畏冷，食欲不佳，消化不良，腹部臌胀，下午尤甚，小便短少，大便常稀，四肢倦怠，脉沉弱小，或弦虚无力，舌质淡红，苔薄白，肝大或肝脾兼大，一般不好触及。

参考书目

《医方考》   《中医验方》

《丹溪治法心要》 辽宁中医杂志

《脉因证治》   中医杂志

《简明医殻》   黑龙江中医药

《备急千金要方》 浙江中医杂志

《奇效良方》   福建中医药

《解围元薮》   广西中医药

《施丸端效方》   河北中医

《金匮翼》   白求恩医科大学学报

《证治准绳·类方》 中国中西医结合杂志

《世医得效方》   陕西中医

《明医指掌》   江西中医药

《古今医鉴》   云南中医中药杂志

《校注医醇賸义》 中国中医药信息杂志

《医学妙谛》   上海中医药杂志

《医学传灯》   甘肃中医

《寿世保元》   实用中医药杂志

《医门法律》   中医研究

《医方集宜》   中医函授通讯

《太平惠民和剂局方》 上海医学

《太平圣惠方》   吉林中医药

《普济本事方》   中药材

《仁斋直指方论（附补遗）》 四川中医

《偏方大全》   湖南中医学院学报

《脂肪肝偏方、验方》 甘肃中医学院学报

《高脂血症用药与食疗》 新疆中医药

《临床实用肝胆病效验方》 中国乡村医生

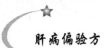
贵阳中医学院学报	中医外治杂志
湖南中医药导报	中医药研究
云南中医学院学报	陕西中医函授
浙江中医学院学报	中医药学报